Fruchtfolgen der Sicherheit

Impressum

Originalausgabe – alle Rechte vorbehalten!
Ansfelden 2021
©Ing. Alois Rogl

Autor und im Sinne eines Herausgebers für den Inhalt verantwortlich:
Ing. Alois Rogl, 4052 Ansfelden, Vordermayrbergstraße 2
Redaktion: Harald Jeschke, Ansfelden
Fotocredits: Privatarchiv Ing. Alois Rogl
Alle Fotos der künstlerischen Objekte:
Manfred Lang Visuelle Kommunikation GmbH,
4490 St. Florian (www.manfredlang.at)
Gesamtgestaltung, Satz und Produktion:
Druckerei Janetschek GmbH, 3860 Heidenreichstein

ISBN: 978-3-200-07781-2

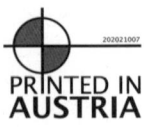
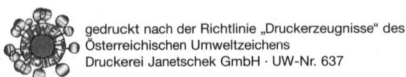

gedruckt nach der Richtlinie „Druckerzeugnisse" des Österreichischen Umweltzeichens
Druckerei Janetschek GmbH · UW-Nr. 637

FRUCHTFOLGEN
DER SICHERHEIT

Für Ursula Schreiner!

Viel Spaß beim Lesen wünscht

Alois

ALOIS ROGL

Für meine Frau Margarethe, unsere Kinder Martina und Thomas, für unsere Enkelkinder und für alle, die sich einer nachhaltigen Landwirtschaft und einer fairen Sicherheitsvorsorge verbunden fühlen.

INHALTSVERZEICHNIS

Prolog   7

ERSTES KAPITEL
Fruchtfolgen der Sicherheit.   10

ZWEITES KAPITEL
Für mich und andere arbeiten.   52

DRITTES KAPITEL
Der rote Faden meines Lebens.   67

VIERTES KAPITEL
Meine Keine-Sorgen-Karriere.   100

FÜNFTES KAPITEL
Bin ich ein Glückskind?   130

SECHSTES KAPITEL
Ich beschäftige mich mit Kunst.   156

SIEBTES KAPITEL
Reisen macht sicher.   177

ACHTES KAPITEL
Freiraum Pension.   198

Danksagung   207

Quellen- und Literaturnachweis   208

Meine Skulptur

emerging spheres
(aufstrebende Gedankenwelten)
habe ich aus irischem Kalkstein vom County Kilkenny im Südosten
der Grünen Insel gearbeitet.

Der Grauton dieses „IRISH LIMESTONE BLUE" stammt vom feinstverteilten Kohlenstoff, der sich in Kalzitkristallen eingelagert hat. Er ist vor etwa 250 Millionen Jahren entstanden. In den letzten Jahrhunderten wurde er als Massivbaustein sowohl für profane als auch klerikale Bauwerke und in der Bildhauerei verwendet. Auch die Marienkathedrale von Kilkenny, der Bischofssitz der römisch-katholischen Diözese Ossory, wurde aus diesem Kalkstein erbaut.

emerging spheres sind meine kleinen Welten, die ständig und in mehreren Stufen ihrer Konkretion aus dem Meer meiner Ideen und Vorhaben hochsteigen und sich an der Oberfläche als runde Ganzheiten herausbilden. Ihren Glanz bekommen sie durch konsequentes Bearbeiten in der Praxis. Ihre Energien und ihren Auftrieb schöpfen sie aus den Wurzeln meiner Existenz und werden so zu eigenständigen Wirklichkeiten.

emerging spheres stehen für die Fruchtfolgen meines Wirkens.

PROLOG

„Nichts ist spannender als das Leben eines Menschen. Und nichts ist wertvoller als die Erinnerung", steht auf dem Geschenk zu meinem 60. Geburtstag, welches ich gerade in Händen halte und betrachte. Es war das spannendste Geburtstagsgeschenk aller Geschenke, überreicht von Harald und Ingrid Jeschke, zwei lieben Freunden und Bewohnern in unserem Mietshaus Ansfelden, Haiderstraße 21. Ich wäre doch niemals auf die Idee gekommen, Memoiren zu schreiben, schon gar nicht mit 60. „Dazu halte ich mich für nicht so wichtig", meinte ich zu Harry, als ich die Kartonrolle mit der Aufschrift „für Alois" in den Händen hielt. Auf dem Plakat, welches in der Hülle steckte, war ein Bild mit einem Buch und dem Namen „Alois" abgebildet. Unser Geschenk: Deine Biografie.

Harry antwortete: „Du hast in deinem Leben schon viele Lebensgeschichten von Menschen positiv mitgestaltet. Jetzt ist der richtige Zeitpunkt, an das Festhalten Deiner eigenen Lebensgeschichte zu denken." Die Gedanken, die mir im Kopf kreisten, schauten eher danach aus, dass mir der liebe Harry kein Geschenk, sondern richtig viel Arbeit mitgebracht hatte. Ob das jemals konkret wird?

Doch Harry ließ nicht locker: Zu seinem 70er, den er 2019 feierte, erinnerte er mich neuerlich an das Geschenk. Und so richtete ich darüber, mit fast fünf Jahren „Verspätung" meine Erinnerungen aufzuschreiben.

Nur schrecklich: „Wo soll man anfangen, wie das Ganze aufbauen?" In der Nacht kommen mir Gedanken, Satzanfänge und Geschichten in den Sinn, bei denen ich überlege: „Würde es sich lohnen, sie in einem Buch niederzuschreiben?"

Doch am Schreibtisch vor einem leeren Bildschirm und mit blinkendem Cursor ist es wie seinerzeit in der Schule, als man bei der Schularbeit saß und die Themen für den Aufsatz von der Tafel lesen konnte. Nichts ist mir eingefallen, und ich blickte damals neidisch auf jene Schulkollegen, die in ihrem Heft schon eine ganze Seite in Reinschrift geschrieben hatten, während ich immer noch auf die Überschrift von der Tafel stierte. Weiß und leer wie mein damaliges Schularbeitsheft ist auch der Bildschirm, vor dem ich nun sitze.

Computer haben schon wesentliche Vorteile. Ohne Kopfstütze in Form eines Konzeptzettels lässt sich beliebig viel Text in die Maschine klopfen, ohne dass man sich Gedanken über die äußere Form machen muss. Der Computer hat eine Löschtaste, und alles ist wieder weg, nirgends durchgestrichene Wörter, keine Tintenkleckse oder Radierlöcher, nur wunderbare Schrift. Hier tritt schon meine erste Schwäche zutage: Es kommt mir kein gerader Satz in den Sinn, immer muss ich an ihm herumbasteln und die Geschichte umformen, sobald sie aufgeschrieben ist. Das war anders mit der Füllfeder, da mussten die Gedanken sitzen, sonst sah man im Heft nur Schmierage, was schon öfter vorkam.

Mit dem einfachen Bauerndialekt, der bei uns zu Haus von den Eltern untereinander und mit uns Kindern gesprochen wurde, war ein ähnliches Dilemma, das zugereiste Migrantenkinder heutzutage erleiden: Ich musste mit dem Schulstart buchstäblich eine neue Grammatik lernen, und das habe ich speziell bei Aufsätzen immer als schwer empfunden. Eine Schwierigkeit, die zuweilen bis heute anhält. Ich erinnere mich an einen Aufsatz mit dem Titel „Ein Ferienerlebnis", in dem ich die Ausränkung eines Hornissennestes in einem hohlen Mostbirnenbaum hinter unserem Hof durch die örtliche Feuerwehr Ansfelden beschrieb.

Nur wusste ich den hochdeutschen Namen noch nicht und schrieb den Namen der Insekten auf, wie man ihn bei uns zu Hause aussprach, nämlich „Hurnaus". Das löste beim Professor ein Schmunzeln und zu meinem Leidwesen eine rote Wellenlinie im Deutsch-Hausübungsheft aus. Aber ich sollte im Laufe meines Lebens noch lernen, dass es durchaus erfolgreich sein kann, die Sprache der Menschen zu sprechen, mit denen man zu tun hat. Sie ist ein wesentliches Element für eine Fruchtfolge der Sicherheit, von denen alle profitieren.

ERSTES KAPITEL

FRUCHTFOLGEN DER SICHERHEIT.

Nachhaltigkeit statt Kollaps. Erwerbskombination als Bauernbefreiung. Was passt zu uns? Realismus statt Optimismus. Erfahrungen als Intuition von morgen: Landwirtschaft, Versicherung, Handwerk und Kunst. Unser Stammbaum. Wie der Name Rogl auf das Bachbauerngut kam. Meine Kinderjahre. Druscharbeit Strohernte. Mit unserem blauen Dreigang-Opel-Rekord nach Tirol. Ich werde Ministrant. Schulkind Alois. Mein Schulfreund Fritz Nohel. Internat und Landwirtschaftliche Mittelschule in St. Florian, Praxisunterricht. Ein gefährlicher Sturz. Meine Zeit beim Bundesheer. Mitgliedschaft in der Landjugend. Glück fürs Leben? Ich lerne Greti kennen. Das Schicksal meiner Schwiegereltern.

> Mein Credo:
> Mache jede Arbeit so, dass die Früchte dieser Tätigkeit zum Humus für einen weiteren Erfolg auch in einem anderen Bereich werden können.

Im menschlichen Leben geht es immer um Zukunft. In allem, was wir denken und tun: Wir investieren, weil wir künftighin Nutzen daraus ziehen wollen. Wir versichern Hab und Gut, damit wir auch in Zukunft darüber verfügen und es weitergeben können. Wir bestellen Felder, weil wir Ernten brauchen, von denen wir uns und unsere Familien in den nächsten Monaten und Jahren ernähren können.

So ist die Idee der Nachhaltigkeit entstanden und zum ältesten Weltkulturerbe der Menschheit geworden. Nachhaltigkeit ist also weder eine Modeerscheinung noch ein alternativer Geistesblitz aus der Generation Woodstock. Sie ist ein Erbe, das sich weder auf die Forstwirtschaft beschränkt noch von der Landwirtschaft allein vereinnahmt werden darf: Nachhaltigkeit ist der Gegenbegriff zum Kollaps. Sie bezeichnet, was standhält, was tragfähig und für Dauer angelegt ist: Sie ist unser Bollwerk gegen den ökologischen, den ökonomischen und den sozialen Zusammenbruch. Sie ist unsere Sicherheit für die Zukunft.

Wo der Mensch am direktesten mit den Segnungen und Bedrohungen der Natur konfrontiert war, hat er besonders intensiv geforscht und Methoden entwickelt, um seinen Spielraum zu vergrößern, seine Abhängigkeiten von äußeren Einflüssen zu reduzieren und von seiner Arbeitsleistung immer besser zu profitieren. So ist es in der Landwirtschaft zur Fruchtfolge gekommen.

> Mein ganzes Leben, von dem ich in dieser Autobiographie berichten werde, war vom Entdecken, Pflegen und Nützen immer noch besserer Fruchtfolgen geprägt ... und damit vom Prinzip einer dynamischen und vorausschauenden Erwerbskombination.

Was organisch und gesund gewachsen ist, muss man nicht neu erfinden: Wichtig ist nur, ihre naturgesetzlichen Grundlagen zu verstehen und sie auf das eigene Leben anzuwenden.

Unter Fruchtfolge versteht man den jährlichen Wechsel der Nutzpflanzen auf landwirtschaftlichen Flächen. Sie soll die Bodenfruchtbarkeit fördern und vor dem Befall der Kulturen mit Pflanzenkrankheiten und bestimmten Schädlingen schützen. Das Ziel: Mehr Ertrag und bessere Pflanzen- und Bodengesundheit.

Die Einführung der Fruchtfolge erlaubte die Intensivierung der Bewirtschaftung, brachte eine enorme Steigerung der Erträge und machte Schluss mit den starren Systemen der Vergangenheit. Die gesicherte Ernährung einer wachsenden Bevölkerung wurde möglich.

Die Erwerbskombination: Das Beste aus unterschiedlichen Welten zu einem neuen und nachhaltigen Wachsen der Sicherheit verbinden.
Auf einem Bein steht man wackelig. Man muss ständig balancieren und kann leicht umfallen. Auf zwei Beinen steht man schon deutlich bequemer. Und auf drei sehr stabil: das Wackeln und die Unsicherheiten sind vorbei. In der Felderwirtschaft hast Du einerseits das Problem, immer der Natur ausgesetzt zu sein und andererseits nur eine Ernte im Jahr einfahren zu können. Erfolg und Misserfolg liegen also nahe beisammen, und in unseren globalisierten Zeiten kommt mit preisdominierenden Fruchtbörsen ein zusätzlicher Faktor der Unwägbarkeit dazu. Eine Spitzenernte in Übersee kann den gesamten Erlös der heimischen Agrarier ruinieren.

Kein Wunder, dass so manche Bauern fordern: „Wir brauchen keine Unterstützung der EU, gebt uns gute Preise, dann können wir ordentlich leben." Aber das wird wohl ein Wunschdenken bleiben: Die besten Preise für Agrarprodukte wurden nach dem Krieg gezahlt, als die Menschen hungrig und unterversorgt waren. Diese Zeiten wünscht sich aber mit Sicherheit niemand zurück. Früher hatten die Bauern Felder und Vieh und alle von jedem etwas: Felder, Rinder, Schweine, Hühner, Holz, Most, Schnaps. In Zeiten der Spezialisierung sind sie gezwungen zu kombinieren:

Felderwirtschaft – Schweinezucht oder Schweinemast
Grünland – Milchwirtschaft – Wald
Milchwirtschaft – Urlaub am Bauernhof
Felderwirtschaft – Immobilienmanagement
Verpachtung der Felder – Gebäudevermietung – Zweitberuf
Direktvermarktung – Hofladen - Gartenservice
Felder – Mostheuriger – Freizeitwirtschaft usw.

Als sich der Nebenberuf bei den Bauern immer mehr einbürgerte, fragten sich manche von ihnen, ob sie denn überhaupt noch „richtige Bauern" seien. Konflikte und Identitätsfragen kamen auf, und einige hatten auch ein richtig schlechtes Gewissen (speziell gegenüber ihren Vorfahren). So machten nicht nur die Vollerwerbsbauern den Nebenerwerbsbauern Probleme, sondern auch die Bauern im Nebenerwerb fanden sich plötzlich in einer neuen Position: Sie wurden von den verbliebenen Vollerwerbsbauern angefeindet, und auch in den Betrieben blies ihnen Gegenwind ins Gesicht, weil sie als „reiche Bauern" anderen Arbeitern einen Job „wegnähmen".

Viele Menschen in unserem Land glauben ja, dass alle Bauern reiche Baugrundmillionäre sind und es eigentlich gar nicht nötig hätten, arbeiten zu gehen. Heute ist eine Erwerbskombination ein fixer Bestandteil auf jedem Bauernhof. Oft werden große Bauernhäuser verpachtet, und Besitzerin und Besitzer gehen einem Beruf nach.

Für mich war schon in meiner Jugend, als die alten Bauern ihre Standesvorstellung noch immer mit Zähnen und Klauen verteidigten, klar: „Solange uns Grund und Boden gehören, bleiben wir Bauern, egal ob groß oder klein, ob im Haupt- oder im Nebenerwerb. Es ist ein Zwang der Zeit."

Es stellte sich nur die Frage: „Welche Form passt am besten zu mir und zu den künftigen Lebensformen meiner Familie?"
Meine Frau überlegte einmal, nachdem die Familienplanung abgeschlossen war, ob wir in unserem Bauernhaus einen Mostheurigen und Zimmervermietung aufmachen sollten. Es hätte ihr sehr gefallen, und ich bin sicher, dass wir auch in diesem Erwerbszweig erfolgreich gewesen wären. Aber war das eine sinnvolle, belastbare und nachhaltige Ergänzung zu meinem Versicherungsberuf?

Ich war der Meinung, dass das Vermieten von Wohnungen eine wesentlich bessere Alternative ist: Man kann das Vermieten fast „grenzenlos" erweitern, ohne sich mit zu viel Arbeit zu überfordern. Und sollte wirklich alles einmal zu viel werden, kann man die Hausverwaltung ja leicht auslagern. Dieses Geschäftsmodell ist zwar kapitalintensiv, aber Geld ist der einzige Begrenzungsfaktor. Greti wollte für sich selbst, nachdem die Kinder sie nicht mehr ausschließlich beansprucht, ein eigenes Betätigungsfeld aufbauen. Der passende Teilzeitjob als Ordinationssekretärin fiel ihr förmlich in die Hände. Da konnte sie so richtig organisieren und sie hatte schon immer mit einer derartigen Beschäftigung geliebäugelt.

Mit 10 Wochenstunden startete sie bei einem Internisten und steigerte sich bis zur Assistentin der Geschäftsleitung in einer karitativen Organisation. Eine ansehnliche Karriere. Leider fiel mit ihrer Entscheidung „meine kostenlose Sekretärin" weg, aber im Nachhinein stellte sich das als die beste Lösung heraus: Wir hatten keine gemeinsamen Probleme in der Arbeitswelt zu bewältigen und konnten solche Konflikte aus der Familie heraushalten.

Fruchtfolgen der Sicherheit: Immer die schlimmsten Risiken im Blick behalten – Realismus statt eines bedingungslosen Optimismus. Ich habe schon sehr viele Motivationsbücher gelesen und an so manchen Seminaren teilgenommen. „Man soll positiv denken", berichteten Autoren und Referenten und sagten, dass „Optimisten länger leben", wenn „das Glas als halb voll gedacht wird und nicht als halb leer" ...

Es ist ein Irrtum zu glauben, dass man sich selbst nur in Trance versetzen müsse, und mit dieser Autosuggestion flögen dann die gebratenen Tauben beim Fenster herein. Doch durch das Aufteilen von Zielen in Teilziele (mit monatlicher Überprüfung) ließen sie sich super einfach erreichen. Sich selbst Vorgaben zu machen, ist schon richtig, aber Zielsetzung allein ist bestimmt zu wenig.

Ich sehe das sehr pragmatisch: Mir war der Weg immer wichtiger; nicht aufhören zu marschieren, aktiv an Aufgaben heranzugehen. Ich habe bis zum Halbjahr in gewohnter Weise gearbeitet und dann die Aussichten eingeschätzt: Geht sich eine Spitzenposition im Verkaufswettbewerb aus? Wenn ja, dann habe ich den Turbo gezündet. Aber das hatte seinen Preis, keine Frage! Es ging an die Substanz, und das wollte ich unter keinen Umständen regelmäßig haben.

Irgendwann waren dann deshalb wieder Pausen angesagt, ich wollte immer in Balance bleiben. Es mag schon sein, dass es Wegbegleitern gelungen ist, durch optimistisches Zuwarten Vorstellungen zu verwirklichen, aber viele sind es mit Sicherheit nicht. Mir sind Blender zur Genüge begegnet, Phantasten, die ihre hochtrabenden Pläne herausposaunt haben und dann kläglich gescheitert sind. Ich habe immer diejenigen bewundert, die regelmäßig top waren. Natürlich gab es auch Günstlinge, die durch Beziehungen in ihre Positionen gehoben wurden, dazu konnte ich mich aber nicht zählen.

Dr. Helmut Karigl, Generaldirektor Stellvertreter der OÖ Versicherung, sagte anlässlich seiner Pensionierung zu mir, als ich ihm dazu gratulierte: „Herr Inspektor Rogl, Sie haben auch einen schweren Start gehabt!" Das hat sich für mich nach einem großen Kompliment angehört und gar nicht nach einem Bedauern.

Oft ist der Zweckpessimist besser dran, weil er nicht negativ überrascht werden kann, das Scheitern ist in seiner Gedankenwelt bereits fix mit eingeplant. Nur ist für ihn die Freude bei einem Erfolgserlebnis umso größer, weil er damit ja nicht zwingend gerechnet hat. Bernhard Ludwig witzelt in seinem Seminarkabarett: „Dividieren Sie Erwartetes durch Erreichtes und Sie werden merken: Je mehr Sie sich vorgenommen haben und es nicht erreichen konnten, desto größer ist der Frust. Liegen die Erwartungen niedriger als das Erreichte, ist das Leben geil!"

Die wahre Kunst liegt aber im richtigen Einschätzen der Chancen. Wann ist der richtige Zeitpunkt, wie realistisch sind die Erfolgsaussichten? Lohnt es sich, auf eine Sache intensiv zuzugehen oder sie in einem Nebenfach abzulegen, um sie später wieder aus dem Köcher zu ziehen oder zu verwerfen?

Der wahre Könner ist für mich der bekennende Realist, der sowohl Chancen als auch Stolperfallen scharf im Auge behält und sie richtig einzuschätzen vermag.
Nur aus dieser Haltung wachsen Erfolge, die nachhaltig sind. Erfahrungen habe ich in meinem Leben aus höchst unterschiedlichen Quellen bezogen und die meisten von ihnen gut (wenn auch nicht widerspruchslos) miteinander verknüpfen können:

- In der Landwirtschaft habe ich erfahren, dass es Naturgesetze und -erscheinungen gibt, auf deren Eintreffen man unter bestimmten Bedingungen vertrauen darf; Naturgefahren, die einem aber auch ganz schön gefährlich werden können.
- In der Versicherungswirtschaft habe ich gelernt, dass Sicherheit nicht nur ein gutes und beruhigendes Gefühl ist, sondern sehr, sehr viel mehr: eine massive materielle Sicherung für Existenz, Weiterentwicklung und begründeten Optimismus.
- Es kommt aber noch eine Erfahrungsquelle dazu, die ich als meine handwerkliche bezeichnen würde. Handwerk lässt vielleicht an eine Lebensweise denken, die mit der Industrie- oder Informationsgesellschaft nichts oder nur mehr sehr wenig zu tun hat. Doch das wäre falsch.

Der Begriff Handwerk verweist auf ein dauerhaftes menschliches Grundbedürfnis: auf den Wunsch, eine Arbeit um ihrer selbst willen gut zu machen. Und die eigentliche Domäne für das Bewusstsein des handwerklich Tätigen ist die Neugier auf das zu bearbeitende Material. Ich interessiere mich besonders für das, was ich verändern kann.

Mein künstlerisches Arbeiten stellt sicher, dass ich von Zeit zu Zeit meinen Schwerpunkt von den beiden (wirtschaftlichen) Standbeinen auf die Mittelsäule meiner Persönlichkeit stützen kann. Als wichtigsten Ertrag aus den vielen Fruchtfolge-Schritten meines Lebens habe ich gelernt, dass über allem die Verbindung mit den Menschen steht und die Wertschätzung jedes Einzelnen.

Die Fruchtfolgen der Sicherheit haben also nicht nur mit dem Wissen um maximale Erträge zu tun, sondern vor allem mit der Fähigkeit, andere stark zu machen und dabei selbst immer stärker zu werden.

Wie der Name Rogl auf das Bachbauerngut kam.
Auf unserem Bachbauerngut in Ansfelden hatte Maria Koller am 22. Juni 1933 die Landwirtschaft durch bäuerliche Hofübergabe von ihrem Onkel erworben. Sie stammte aus Leonstein, und ein gutes halbes

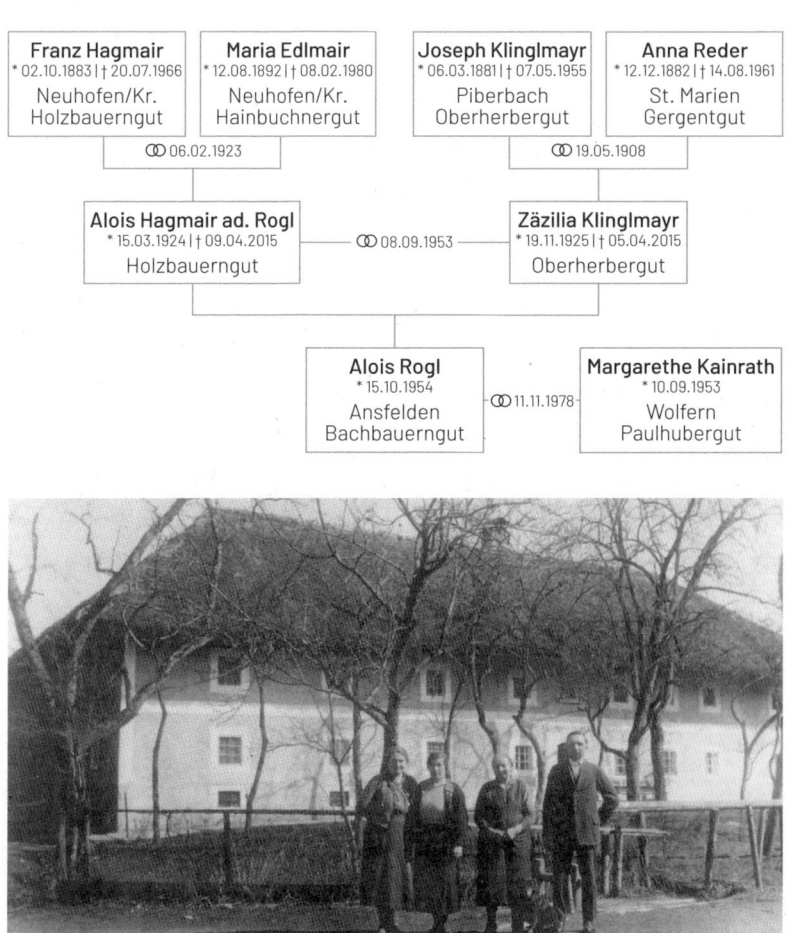

Franz Hagmair	Maria Edlmair	Joseph Klinglmayr	Anna Reder
* 02.10.1883 | † 20.07.1966	* 12.08.1892 | † 08.02.1980	* 06.03.1881 | † 07.05.1955	* 12.12.1882 | † 14.08.1961
Neuhofen/Kr.	Neuhofen/Kr.	Piberbach	St. Marien
Holzbauerngut	Hainbuchnergut	Oberherbergut	Gergentgut

⚭ 06.02.1923 ⚭ 19.05.1908

Alois Hagmair ad. Rogl	Zäzilia Klinglmayr
* 15.03.1924 | † 09.04.2015	* 19.11.1925 | † 05.04.2015
Holzbauerngut	Oberherbergut

⚭ 08.09.1953

Alois Rogl	Margarethe Kainrath
* 15.10.1954	* 10.09.1953
Ansfelden	Wolfern
Bachbauerngut	Paulhubergut

⚭ 11.11.1978

Jahr später schloss sie die Ehe mit dem Onkel meines Vaters, Karl Rogl, vom Hainbuchnergut aus Neuhofen an der Krems. Sie war 54 Jahre und er 40 Jahre alt, der Altersunterschied war offensichtlich einerlei, denn in den schwierigen 1930iger Jahren war eine gute Versorgung vorrangig, eigene Kinder gingen sich rein biologisch nicht mehr aus. So um 1950 war die Bachbäuerin gesundheitlich schon schwer angeschlagen, und die Schwester meines Vaters (meine Taufgodn Zäzilia Hagmair), kam zu Onkel und Tante, um sich um den Haushalt zu kümmern.

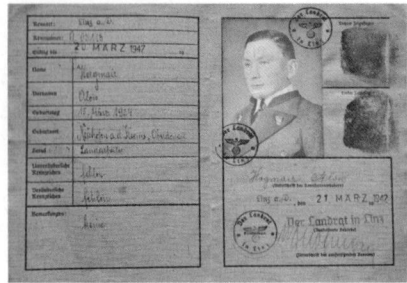

Mein Vater arbeitete nach dem Krieg als Knecht am elterlichen Hof am Holzbauerngut in Neuhofen an der Krems, bei Verwandten und Nachbarn auf den Bauernhöfen und verdiente sich so seinen Unterhalt. Gut integriert in der Bauernjugend (4H Club) lernte er dort meine Mutter Zäzilia Klinglmair vom Oberherbergut in Weifersdorf 9, Gemeinde Piberbach, kennen und lieben.

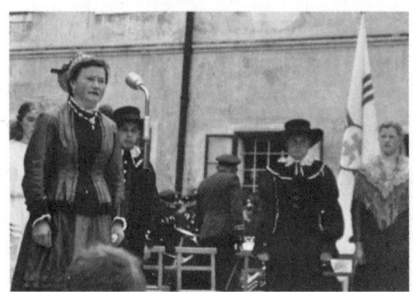

Sie war Gründerin des 4-H Clubs Neuhofen und war sehr beliebt (4-H steht für die in den USA gegründete Hilfsorganisation für Kinder und Jugendliche: head, hands, heart und health; auf Deutsch etwa: Kopf und Hand, Herz und Gesundheit). Meine Mutter schwärmte oft davon, dass sie gerne Theater spielte, und zeigte uns ihre alten Fotos von verschiedenen Theaterrollen. Auch hatte sie als Leiterin der Landjugend in Neuhofen eine große und umtriebige Landjugendgruppe zusammengebracht.

Sie war als Hoferbin im elterlichen Oberherbergut vorgesehen, weil ihr Bruder Florian im Weltkrieg gefallen war und Bruder Joseph auf das Hainbuchnergut in Matzelsdorf wegheiratete bzw. Bruder Leopold bei Gefechten im Krieg einen Arm verloren hatte und auf der Gemeinde Neuhofen eine Stelle als Sachbearbeiter fand. Meine Mutter leistete schon als 17-Jährige während des Krieges Feldarbeit mit den Pferden oder führte mit dem Pferdegespann auch Fuhrwerksarbeiten neben der übrigen Hausarbeit durch. Auch später arbeitete sie lieber außer Haus als in der Küche.

Mein Vater erzählte mir, seine Schwester Cilli habe ihn eines Tages gefragt, ob er an ihrer Stelle das Bachbauerngut vom Onkel Karl Rogl übernehmen könnte, da sie in der „guten Hoffnung" auf Nachwuchs sei. Karl Hartl, den sie kennengelernt hatte, könne nicht nach Ansfelden kommen, da er seinem Vater das Versprechen abgegeben habe, bei ihm zu bleiben und das Helmlgut zu übernehmen. Mein Vater fragte darauf meine Mutter, ob sie mit ihm nach Ansfelden ziehen wolle, sie könne ihrer Schwester Kathi das Herbergut überlassen.

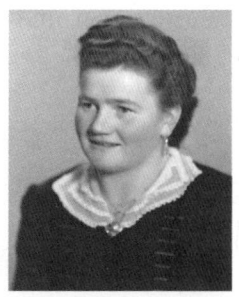

Sie hat „JA" gesagt, und so hat sich alles ergeben: Am 08. September 1953 löste sich der Knoten mit einer Doppelhochzeit zwischen Alois Hagmair und Zäzilia Klinglmair sowie Karl Hartl und

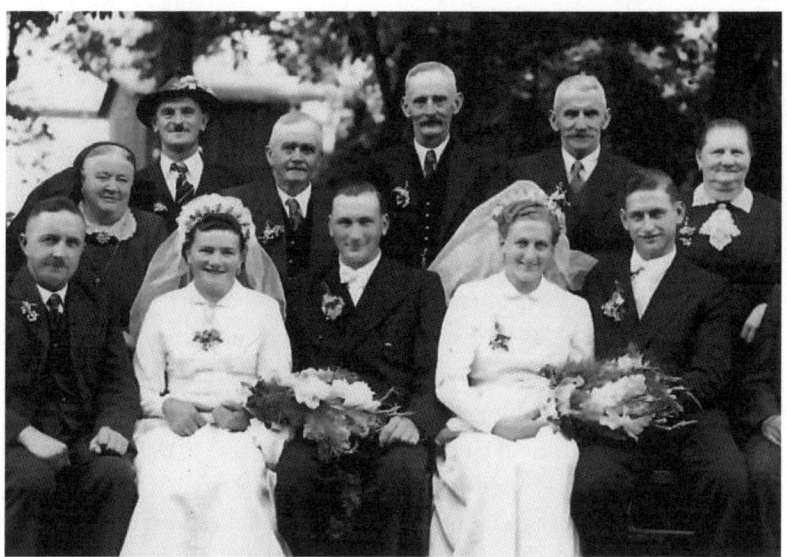

Sitzend v.l.n.r.: Karl Rogl, Zäzilia Klinglmayr, Alois Rogl, Zäzilia Hagmair, Karl Hartl
Stehend v.l.n.r.: Anna Klinglmayr, Leutlader Leutgeweger, Josef Klinglmayr, Unbekannt, Franz Hagmair, Maria Hagmair

Zäzilia Hagmair in Hofstetters Gasthaus im Wohlgefallen aller Beteiligten auf. Noch einige Tage zuvor, am 27. August 1953, unterfertigte man die Adoptionsurkunde von Alois Hagmair auf Alois Rogl, und auch der Übergabevertrag zwischen Karl Rogl, Alleineigentümer des Bachbauerngutes, und den Brautleuten Alois Rogl und Zäzilia Klinglmair wurde perfekt gemacht.

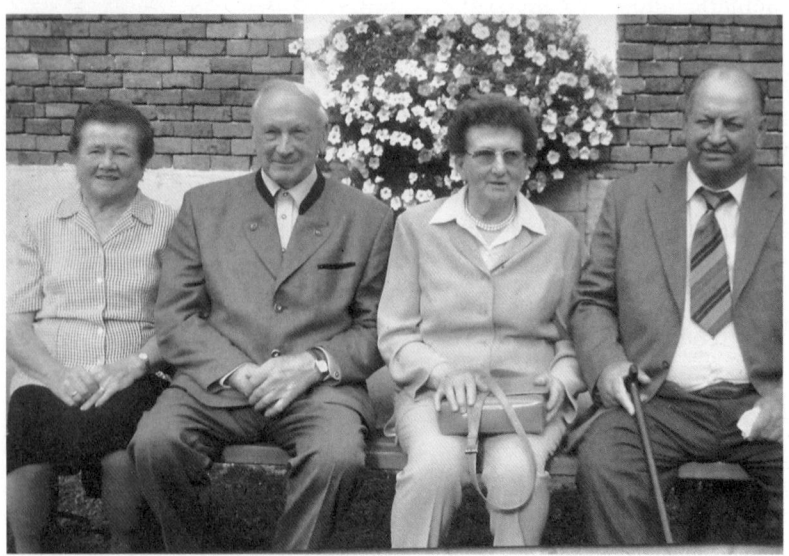

Goldene Hochzeit 8. September 2003

Kinderjahre am Bachbauerngut.

Ich erblickte am 15.10.1954 im Bachbauerngut (gleich neben Anton Bruckner Geburtshaus) das Licht der Welt. Es soll eine schwere Zangengeburt gewesen sein, sagt man mir viel später. Hebamme war Frau Maria Stingeder aus Kremsdorf, die ich später als Versicherungskundin persönlich kennenlernen durfte.

Der „Vetter" (Altbauer Karl Rogl), so nannten die Eltern den Onkel Karl Rogl, hatte jedenfalls mit dem kleinen Loisi große Freude und wachte tagsüber am Kinderwagen, während die Eltern ihrer Arbeit nachgingen. Er zog den Kinderwagen mit seinem Gehstock hin und her, während ich tief schlief. Meine Mutter erzählte von ihrer lieben Not mit ihren schlaflosen Nächten, weil ich dann offensichtlich putzmunter dalag und gehalten werden wollte. Am 12. April 1956 folgten meine Zwillingsschwestern Zilli sowie Annemarie und schließlich am 23. Juli 1958, nach 7 Monaten Schwangerschaft, viel zu früh, die Helga. Vier Kinder in vier Jahren, das war schon eine große Herausforderung für meine Mutter.

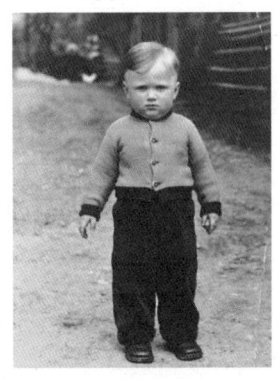

Wirtschaftlich ging es am Bachbauerngut steil bergauf. Meine Eltern konnten viele Erzeugnisse ab Hof verkaufen. Die Bevölkerung war froh über alle Bauernprodukte, die sie frisch bekommen konnte. Der Zweite Weltkrieg war erst 10 Jahre vorüber, und es gab großen Nachholbedarf. Auch der Maschinenpark wurde modernisiert. Vater kaufte einen Steyr-Traktor Typ 30, die Pferde verließen den Bauernhof. Ich kann mich als kleiner Junge noch an die Pferde erinnern und weiß noch genau, wo sie gestanden sind. 1956 verstarb der Vetter plötzlich, er wollte sich nicht operieren lassen, hieß es. So arbeiteten meine Eltern ziemlich allein, eine Melkerin hatten wir noch einige Jahre. Tante Anna, die ledige Schwester meiner Mutter kam öfter zu uns auf den Hof und half in größter Not aus. Zu den Arbeitsspitzen halfen Tagelöhnerinnen beim Kartoffelklauben oder Strohpressen mit. Zur Rübenernte stellte man überall Erntehelfer aus dem Waldviertel auch bei uns ein, bis schließlich ein Rübenvollernter Typ Schmotzer angeschafft wurde. 1958 kaufte mein Vater das erste Auto, einen blauen

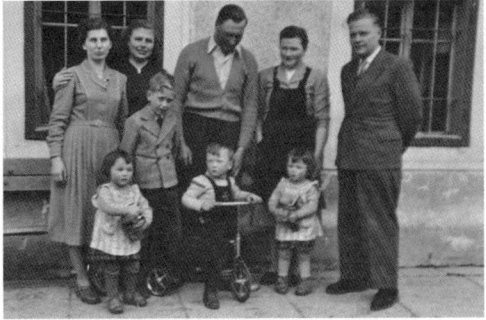

Opel Rekord. Für 1964 war ein Neubau der Küche geplant. Geworden ist daraus ein kompletter Umbau des Hausstockes mit Erhöhung des Dachstuhles um 90 cm. Die Holzdecken wurden durch Ziegelfertigteildecken ersetzt, der Küchenofen gegen einen Zentralheizungsherd, und die alten Kammern gegen schöne Schlafräume. Ich wuchs inzwischen mit meinen Geschwistern zur Schulreife heran. Meine Kindheit habe ich in sehr schöner Erinnerung. Ich spazierte im Ort umher und interessierte mich in der Nachbarschaft für alles Mögliche: Ich besuchte den Möbeltapezierer Georg Tiefgraber oder den Wagner Stanislaus Zbrozek, ein anderes Mal den Sarg- und Bautischler Franz Pechmann.

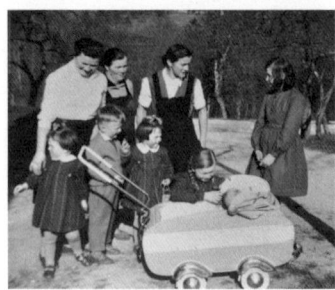
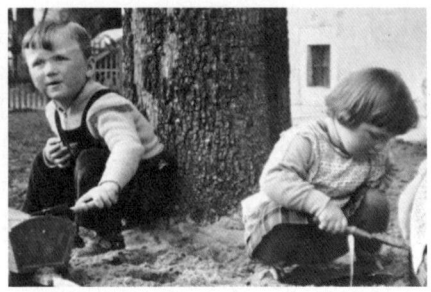

Für mich waren die Arbeiten der Handwerksleute sehr interessant. Sie selbst hatten oft weniger Freude mit dem neugierigen Jungen, der überall zu nahe kam. Wir Kinder hatten kein eigenes Beschäftigungsprogramm mit Ballett, musikpädagogischer Früherziehung, Schwimmtraining usw. Wir wuchsen nebenbei auf, waren überall dabei und lernten den Rhythmus der wiederkehrenden Arbeiten und die sich daraus ergebenden Pflichten kennen. Jedenfalls litten wir alle keinen Nachkriegsmangel, obwohl es bei uns zu Hause keineswegs modern und großzügig zuging. Die Lebensmittel standen in ausreichender Menge zur Verfügung, und meine Mutter konnte uns Kindern ordentliche Kleidung kaufen.

Sie besserte sich ihr Wirtschaftsgeld mit Milchverkauf auf. Vater machte viel Most ein, der auch „über die Gasse" abgegeben wurde. Ich erinnere mich noch gut, wenn zu Weihnachten Kunden anfragten, ob sie eine Sau kaufen und vor Ort schlachten könnten. Mein Vater hatte damit große Freude, denn das war ein gutes Geschäft. Das Haus war zwar klein und ziemlich alt, der Misthaufen lag im Innenhof, und es waren Millionen Fliegen in Stall, im Haus und im Hof unterwegs, es wurde aber alles gut für die landwirtschaftliche Produktion genutzt. Mein Vater war auch gegenüber der Nachbarschaft sehr hilfsbereit und hatte einen guten Ruf im Ort, was mir später bei meinen Versicherungsgeschäften sehr entgegenkam. Eigentlich hatte ich das Gefühl, unsere Familie sei wohlhabend, was im Vergleich zu anderen Bauern natürlich nicht der Fall war, aber im Verhältnis zu den vielen Flüchtlingen, die sich im Ort niederließen, sicher zutraf.

Druscharbeit Strohernte.
In den Jahren nach dem Krieg arbeiteten die Bauern vielfach noch mit den Pferden. Dies änderte sich in den 1950er Jahren sehr schnell, und Traktoren lösten die Rösser ab.

Auch Spezialmaschinen zogen in die Bauernhöfe ein. Rübenvollernter und Mähdrescher, zum Beispiel, erleichterten die Arbeit enorm. Auch bei uns wurde das Getreide mit dem Mähbinder geschnitten, automatisch zu Garben zusammengefasst und in Zeilen abgelegt. Nach kurzer Trocknung fuhr man sie in die Scheune zur Zwischenlagerung. Ungefähr Ende August kam eine Kolonne mit der stationären Gemeinschaftsdreschmaschine, angetrieben durch einen riesengroßen externen Elektromotor über einen langen Ledertreibriemen. Die Dreschmaschine stellte man auf der Tenne in Position und setzte sie unter großer Staubentwicklung in Betrieb. Die im Barren gelagerten Garben warfen die Lohnarbeiter aus dem Geleger auf die „Brücke" und von dort kontinuierlich in die Dreschmaschine. Seitlich floss das Getreide in die Säcke heraus und hinten fiel das ausgedroschene Stroh über die Presse in Ballen zu Boden. Die Säcke trugen die Knechte auf den Getreidekasten zur Lagerung, das Stroh schichtete man auf einen Stapel in die Scheune. Ich beobachtete das Geschehen fasziniert. Das war (glaube ich) im Jahr 1958 das letzte Mal. Im darauffolgenden Jahre drosch ein Lohndrescher die Felder ab, und 1960 kaufte Vater gemeinsam mit dem Huber zu Laah einen eigenen Mähdrescher Marke Ködel & Böhm. Wir sollten diesen Drescher noch lange haben, denn ich fuhr mit diesem Gerät sogar noch selbst. Der Motor lag quer zum Fahrer und blies ihm die Kühlerluft um die Ohren. Am Abend war man durch den Dreschstaub schwarz wie ein Rauchfangkehrer und durch die Motorhitze am ganzen Körper durchgeschwitzt. Der Gerstenstaub juckte durch die Grannen zusätzlich ziemlich lästig. Zur Zeit der Anschaffung teilten wir aber die Arbeit am Feld auf. Georg Oberleitner (der junge Huber zu Laah) fuhr mit dem Drescher, und mein Vater brachte mit den Helfern aus der Siedlung das Stroh ein. Zu dieser Zeit hatte der Huber einen 15er Steyr und wir einen 30er. Mit beiden Traktoren fuhr ich schon als 8-Jähriger und zwar beim Strohaufladen. Mein Vater legte den kleinsten Gang ein und bei Standgas tuckerten wir mit Traktor und Anhänger dahin, während zwei Aufgeber die vom Drescher automatisch gebundenen Strohballen auf den Anhänger warfen. Zwei Frauen legten sie so kunstvoll zusammen, dass die Fuhren auf dem Nachhauseweg nicht auseinanderfielen. Ich habe das in wunderbarer Erinnerung, weil ich mich als Traktorfahrer als das wichtigstes Glied dieser Erntekette fühlte. Auch genoss ich das Lob der Erntehelfer sehr, wie perfekt ich zwischen den Reihen dahinlenkte.

Bei Tisch saß ich dann ganz stolz und wichtig unter den Erntearbeitern und freute mich über meinen ersten selbstverdienten Arbeitslohn. Ich glaube, dass es 20 Schilling waren.

Ausflug nach Tirol.
Urlaub gab es am Bachbauernhaus sowieso keinen, die Kühe mussten täglich gefüttert und gemolken und die Schweine und Hühner ebenso versorgt werden. Es kann sich heute niemand mehr vorstellen, wieviel meine Eltern damals gearbeitet haben: Tagaus und tagein, das ganze Jahr über. Ob Weihnachten oder Ostern, Samstag, Sonntag, Feiertag immer nur Arbeit. Zwar war die Arbeit so eingeteilt, dass an Sonn- und Feiertagen nur das Vieh in der Früh und am Abend versorgt werden musste. Ansonsten war am Sonntag Ruhetag. Da war es schon

eine sehr große Besonderheit, wenn wir einmal eine größere Ausfahrt machten. Vater und Mutter vereinbarten mit Oberleitner Georg und Karoline, nach Tirol in die Heimat von Georg eine Dreitagesreise zu machen. Der Georg Oberleitner vom Huber zu Laah war ein Tiroler Bergbauernsohn aus Going vom Blattlhof. Die Nachkommen seines Bruders betreiben dort heute noch den Hof und das Hotel. Der Nachbar vom Blattlhof ist übrigens der Promiwirt Balthasar Hauser vom Stanglwirt, bei dem zur Zeit der Kitzbüheler Hahnenkammrennen immer die Weißwurstpartys stattfinden. Georg Oberleitner erzählte immer wieder seine Lebensgeschichte aus seiner Heimat Tirol und von seiner Mitarbeit beim Bau des Kraftwerkes Kaprun und seinen Speicherstauseen. Er schilderte die waghalsigen Sprengarbeiten und die aufwändigen Betonierungsarbeiten für die Staumauern im Hochgebirge. Nach Ansfelden auf den Bauernhof einer alleinstehenden Hoferbin vermittelt wurde er vom Viehhändler Schösser. Das war ein Tiroler Bergbauer, der in Hofkirchen bei St. Florian ein Bauernhaus gekauft hatte und von dort aus seine Geschäfte betrieb. Ich konnte ihn im Rahmen der Versicherungsgeschäfte später mehrmals besuchen. Sein intensiver Tiroler Dialekt blieb mir im Gedächtnis haften.

Nach dem Krieg kehrten viele Soldaten nicht mehr heim, und so gab es einen „Frauenüberschuss". Sowohl in der Familie meines Vaters als auch der meiner Mutter waren Tanten ledig geblieben. Gut, dass junge und leistungsfähige Leute vermittelt wurden, wie das beim Huber zu Laah der Fall war.

Logisch, dass das allgemeine Interesse geweckt war und eine Ausfahrt ins Tirolerische ausgemacht wurde. Mit unserem blauen Opel Rekord, es war so um das Jahr 1963, starteten wir nach Zell am See und fuhren weiter nach Fusch an der Großglocknerstraße. Von der Mautstation hinauf zum Fuscher Törl, dann weiter zum Hochtor und schließlich ins Kärntnerische auf die Franz-Josefs-Höhe. Im Vergleich zu heute war die Pasterze damals noch ein imposanter Gletscher, der bis unterhalb des Gasthauses am Parkplatz reichte und auf dem man spazieren gehen konnte. Heute ist tief unterhalb dieser Stelle ein

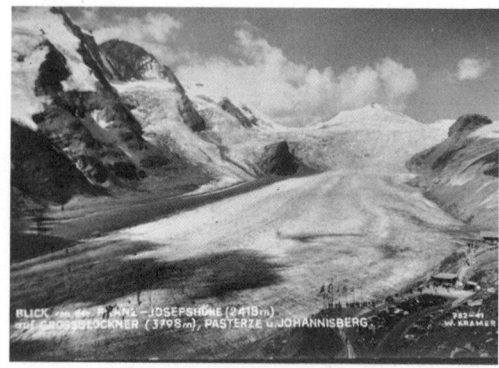

kleiner Gletschersee, die Pasterze schon sehr klein, sie ist massiv an Mächtigkeit und Länge abgetaut.

Unser mit sechs Personen vollbeladener Opel Rekord hatte nur drei Gänge und kam bei der langen Bergauffahrt ganz schön ins Schwitzen. Der erste Gang war zu langsam und der zweite zu weit übersetzt, was den Motor heiß werden ließ. Der Kühler dampfte. Oben am Fuscher Törl musste wegen des Wasserverlusts Kühlflüssigkeit nachgefüllt werden. Mangels Wasser wurde der mitgebrachte Himbeersaft in den Kühler geleert und es ging wieder fröhlich weiter.

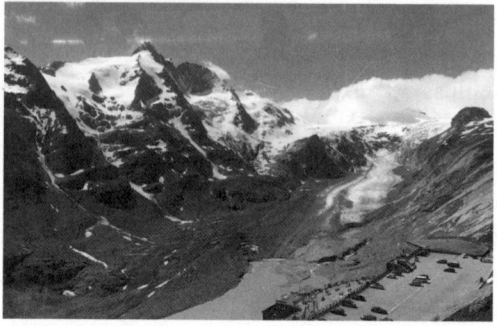

Wir übernachteten im Elternhaus des Georg Oberleitner in Going im neu umgebauten „Blattlhof". Der Bruder von Georg Oberleitner zeigte uns sein Hotel, den neuen Schilift, an dem er beteiligt war, den alten Bauernhof und den Ort Going. Am dritten Tag ging unsere Fahrt noch an den Chiemsee und wieder zurück nach Hause. Bei so großen Ausflügen half immer die Schwester meiner Mutter, Tante Anna vom Herber, aus. Uns Kindern hat so eine Abwechslung immer bestens gefallen.

Ich wurde Ministrant.
Meine Mutter legte auf ein christliches Leben sehr großen Wert. Der Besuch des sonntäglichen Gottesdienstes war für die gesamte Familie ein absolutes Muss: Egal, ob Sommer oder Winter, ob Regen oder

Schnee oder „eine sehr kurze Nacht", in der man es nur zu wenig Schlaf gebracht hatte – es gab keine Ausrede, der Sonntagsgottesdienst gehörte einfach dazu. In die Sonntagsmesse zu gehen, war eine strenge Verpflichtung, die auch von keinem Familienmitglied je angezweifelt wurde. Das war einfach immer so. Auch wurden die Verpflichtungen der Kirche, wie Gebete, das Einhalten des Fastengebotes und das Mitfeiern des Kirchenjahres aktiv gelebt. Ostern und Weihnachten waren deshalb keine Zeiten, in denen Kinder ausschließlich großzügige Geschenke bekamen, es war in erster Linie das freudige Erleben der Geburt und die Auferstehung Jesu Christi, die gefeiert wurden. Das christliche Leben kam an erster Stelle, das Aus-dem-Glauben-Leben, alles andere war Beiwerk, angenehmer Nebeneffekt. Die Feiern waren schon in Ordnung und auch die Wallfahrten, aber ich hatte weniger die feierlichen kirchlichen Riten im Kopf als das, was sich im Anschluss daran an der Tafel abspielte.

Aus diesem Lebensverständnis (in erster Linie) meiner Mutter, leiteten sich klarerweise für mich die Mitgliedschaft bei der katholischen Jungschar ab und die ehrenvolle Aufgabe, als Ministrant zu dienen, was ich nicht ungern machte. Ich lernte den Ritus der katholischen Messe kennen und mit ihr die lateinischen Stufengebete, die wir Ministranten am Beginn der Messe im Zwiegespräch mit dem Priester aufsagen mussten.

Priester: In nomine patris et filii, et spiritus sancti. Amen.
Introibo ad altare Dei. (Zum Altare Gottes will ich treten)
Ministrant: Ad Deum, qui laetificat juventutem meam.
(Zu Gott, der meiner Jugend Freude macht)
[...]

Wir lernten, dem Priester bei der Zelebration zu helfen: bei der Gabenbereitung (Brot und Wein), mit dem rechtzeitigen Klingeln bei der Wandlung, als Kreuzträger oder als Träger des Weihrauchfasses. Da ich gleich unterhalb der Kirche wohnte, wurde ich in einem Turnus auch zu den Gottesdiensten während der Woche eingeteilt: von Montag bis Samstag jeweils um halb sieben Uhr früh (also noch vor der Schule). Sonntag war sowieso Pflicht.

Auch bei Begräbnissen durfte ich ministrieren, was mir die Schulzeit an diesem Tag um die Hälfte verkürzte. Eine willkommene Abwechslung. Begräbnisse hatten immer etwas sehr Zeremonielles, sie vermittelten Feierliches, gewiss Ernsthaftes und nichts Gespieltes. Mir gefiel es, als Teil des Konduktes in einer privilegierten Position zu sein und eine wichtige Aufgabe zu erfüllen. Auch hatte es den Nebeneffekt, dass die Ministranten hin und wieder zur Zehrung auf ein Paar Frankfurter und ein Kracherl in den Kirchenwirt eingeladen wurden. Das war für mich schon eine Besonderheit, eigentlich ein sehr angenehmes „Beiwagerl", ein Effekt, der das Ministranten-Dasein erst so richtig erstrebenswert machte.

Hochzeiten waren immer für ein Trinkgeld gut. Ein Ministrant zu sein, war keine lästige Bürde, sondern brachte auch so manche Privilegien mit sich. Man musste nicht nur andächtig in der Kirche sitzen, sondern konnte am Geschehen „ganz wichtig" mitmischen. Und das Besondere: Es war nicht kostenlos. Für jede Messe gab es ein paar Schillinge, was sich zu meiner Freude – ein eifriger Ministrant, der ich ja war – am Jahresende zu einem stattlichen Sümmchen zusammenläpperte. Zu Ostern erhielten wir obendrein immer ein feines Osterlamm der Bäckerei Furthmayr und auch viel Lob von der Mesnerin. Ein schönes Gefühl.

Der Duft des Messweines legte sich immer sehr fein in meine Nase. „Hast du ihn schon einmal gekostet?", so die Frage von manchen Ministranten. Ich hatte mich nicht getraut, diese „sakrale Weinkost" zu unternehmen, aber der angenehme Duft blieb mir in der Nase erhalten. Mir fiel nur auf, dass normaler Wein etwas anders roch. Verwendete unser Pfarrer einen ganz besonders guten Tropfen?

Jahrzehnte später, so in den 2000er Jahren, führte uns eine unserer jährlichen Gruppenreisen der Ortsbauernschaften Linz-Land nach Portugal; mit im Programm Lissabon, Fatima, Land und Leute, Olivenanbau und schließlich noch Porto mit gemütlicher Sherry-

Verkostung: Mit Fino, dem trockenen hellgelben mit den Varianten Dry, Very Dry und Very Pale Dry, dem Amontillado, dem intensiven unter Luftkontakt gereiften Sherry, bernsteinfarbig, leicht süßlich und schließlich mit dem Cream, dem dunkelsten mit seinen unverkennbaren Nussaromen. Und da erinnerte ich mich plötzlich an den Duft des Messweines unseres Ansfeldener Pfarrers Karl Geiß. Es musste der Duft von Amontillado gewesen sein, genauso hatte ich das in Erinnerung, einen Geruch von Haselnüssen und Mandeln.

Also einen Sherry trank unser Herr Pfarrer bei den heiligen Messen. Ein Feinspitz! Natürlich immer nur zur höheren Ehre Gottes.

Meine Schulzeit: Nur sehr gemischte Lebensfreude.
Der Ernst des Lebens begann bei mir mit dem Eintritt in die Schule. Obwohl ich leicht lernte, hatte ich trotzdem nie Freude mit der Schule, ich sah das bloß als Verpflichtung. Die Volksschule absolvierte ich ziemlich unspektakulär ohne viel zu üben. Die Erledigung der Hausaufgaben reichte für ein normales Zeugnis. Es ging sich bei meinem Minimalaufwand nie aus, lauter Einser zu haben, trotzdem war ich zufrieden. Schon aus Verpflichtung gegenüber meinen Eltern, die sehr fleißig arbeiteten und uns Kindern eine höhere Schulausbildung ermöglichten, war ein Scheitern ein absolutes No-Go. Ich war intelligent genug, dass ich in der Volksschule Ansfelden im Unterricht nur aufpassen musste, um dem Stoff ordentlich zu folgen und einen guten Lernerfolg nach Hause zu bringen. Doch in der Gymnasialzeit in der Linzer Fadingerstraße stellte sich die Sache ganz schnell anders dar:

Die Schwäche in Englisch wurde offenkundig, und ich lieferte drei „Fleck" hintereinander ab. Die Patres im Studentenheim Guter Hirte sorgten bloß für Ruhe und Anwesenheit im 30 Schüler zählenden Studiersaal, Hilfe boten sie nicht an. Meine Eltern meinten, sie könnten mir auch nicht helfen, sie sprächen selbst kein Englisch. Mein Vater musste beim Pater Direktor vorsprechen und vereinbarte für mich, auf sein Anraten hin, Nachhilfestunden bei einem Oberstufenschüler der 8. Schulstufe mit hervorragenden Englischkenntnissen zu nehmen.

Drei Stunden Englisch, und ich schrieb ein „Sehr gut" in der entscheidenden vierten Schularbeit. Alle zeigten sich erleichtert, am meisten ich selbst. So dumm konnte der kleine Loisi dann auch wieder nicht sein! Überhaupt erinnert mich das Internatsleben zwischen dem 10. und 12. Lebensjahr an die schrecklichste Zeit in meiner Kindheit.

Mich interessierte die Pflichtfreizeit mit Fußball und Spazierengehen am Nachmittag überhaupt nicht: Weder Sport noch Gänsemarsch waren mein Plan. Ich wollte frei herumstreunen, die Stadt erforschen sowie das Umland kennen lernen, nur leider war das nicht möglich. Eigeninitiative war nicht gefragt, das Funktionieren war angesagt. Und so musste ich diese Zeit erdulden. Handwerkliches Herumbasteln interessierte mich viel mehr als Tischtennisspielen. Nach dem Wochenende, wenn am Sonntagabend die Rückkehr ins Internat anstand, flossen regelmäßig Tränen. Zumindest formte ich (ungewollt) ein depressives Gesicht. In schrecklicher Erinnerung bleiben mir die spartanischen Schlafsäle mit den aufgereihten Betten Kopf an Kopf. 14 Buben in einem Zimmer, es war nicht so wie heute, dass die Mama am Morgen die Betten baut. Wir Zöglinge mussten das alles selbst erledigen. Und wehe, wenn eine Falte im Leintuch sichtbar war, dann lag das zuvor mühevoll „gebaute Bett" auseinandergeschlagen da. Glücklicherweise passiert mir das nur einmal, weil ich geschickt genug im faltenfreien Bettenbauen war.

Auf alle Fälle hinterließen bei mir diese zwei Jahre Pfarrerinternat ein leichtes Trauma und sie waren wahrscheinlich der Auslöser für meine – von da an – kritische Reserviertheit gegen Obrigkeiten.

Bei einer Vernissage meiner Freunde Hermann und Josef Holzner traf ich einen Schulkameraden, den pensionierten praktischen Arzt Dr. Wolfgang Laimer aus Mitterkirchen. Wir unterhielten uns, was uns das Leben so gebracht hat. Er konnte sich noch genau an eine Begegnung mit mir erinnern, als wir beide gemeinsam Zöglinge im Internat „Guter Hirte" am Nachmittag in der ehemaligen Sandgrube in der Limonigasse neben dem Luftschutzstollen Limonikeller gespielt hatten. Wir rauchten Lianen, und da sagte ich zu ihm: „Eigentlich schmeckt das Rauchen grauslich, und deshalb werde ich nie zu rauchen anfangen. Schließen wir eine Wette ab, dass wir uns mit 50 Jahren wieder treffen, und wer dann raucht, der hat die Wette verloren!" Nach seiner Erzählung willigte er ein und blieb ebenfalls Nichtraucher. Ich hatte diese Begegnung schon vergessen, Wolfgang Laimer aber hat sie mir wieder in Erinnerung gebracht. Ich denke irgendwie hat man Veranlagungen in den Genen, sonst hätte ich mit meinen 11 Jahren nicht eine solche Aussage gemacht.

Gott sei Dank nahmen mich die Eltern mit Abschluss der 2. Klasse aus dem Internat, und ich durfte (wie meine beiden Zwillingsschwestern Annemarie und Cilli) mit dem Autobus der Fa. Welsers' Witwe täglich von Ansfelden zum Schillerplatz nach Linz pendeln. Der Bus war regelmäßig übervoll und hatte am Morgen häufig Verspätung, besonders an Montagen, an dem die Fahrgäste neue Wochenkarten im Bus kaufen mussten. Und so hatten wir immer Probleme, wenn ein gewisser Professor (den Namen habe ich vergessen) Dienst beim Empfang in der Schule hatte. Erschien man zwischen 7:50 und 8:00 Uhr fasste man eine Strafe aus. Wurde es später und hatte der Unterricht schon begonnen, konnte man der Strafe entkommen. Eine paradoxe Situation, die mich und meinen Sinn für Gerechtigkeit besonders hart traf: Wir Bus-Schüler hatten uns diesmal ganz besonders beeilt, um möglichst noch kurz vor 08.00 Uhr im Klassenzimmer zu sein und schafften es gerade noch. Als „Belohnung" bekam ich einmal einen Karzer aufgebrummt (Anmerkung: Karzer bedeutete Nachsitzen am Nachmittag). Ich empfand das in höchstem Maße ungerecht und ärgerte mich sehr, zumal mich meine Eltern in keiner Weise unterstützten. Ich musste das wohl oder übel zur Kenntnis nehmen und mit der Ungerechtigkeit leben (lernen).

In lieber Erinnerung blieben mir hingegen die gelegentlichen Besuche im Bischofshof in der Herrenstraße, welcher auf meinem direkten Schulweg von der Baumbachstraße zur Fadingerstraße lag. Dort arbeitete meine Tante Theresia Klinglmair, die Ordensschwester „Balbina" (älteste Schwester meiner Mutter), als Köchin und Wirtschafterin für Diözesanbischof Franz Zauner. Mir gefiel diese Residenz immer sehr gut, zumal die „Schwester Tante" das Haus wie ihr eigenes bewirtschaftete und auch den riesigen Gemüsegarten hinter den Mauern in der Bischofstraße: Gemüse in Hülle und Fülle. Bei Besuchen mit meinen Geschwistern und den Eltern führte sie uns im gesamten herrschaftlichen Bischofssitz herum. Diese Gepflogenheit spielte sich wie ein traditionelles Ritual ab, das übrigens bei jedem Verwandtschaftsbesuch gleichen Regeln folgte. Ich habe das als sehr amüsant in Erinnerung. Die restlichen zwei Jahre im Realgymnasium Fadingerstraße verliefen reibungslos und unauffällig. Schabernack, wie ihn heute Kinder im selben Alter treiben, war nicht angesagt. Ich war ein wirklich braver, angepasster Bub.

„Ich war mehr beim Alois als zu Hause."
Das Gespräch mit Fritz Nohel hat Harry Jeschke geführt und aufgezeichnet.

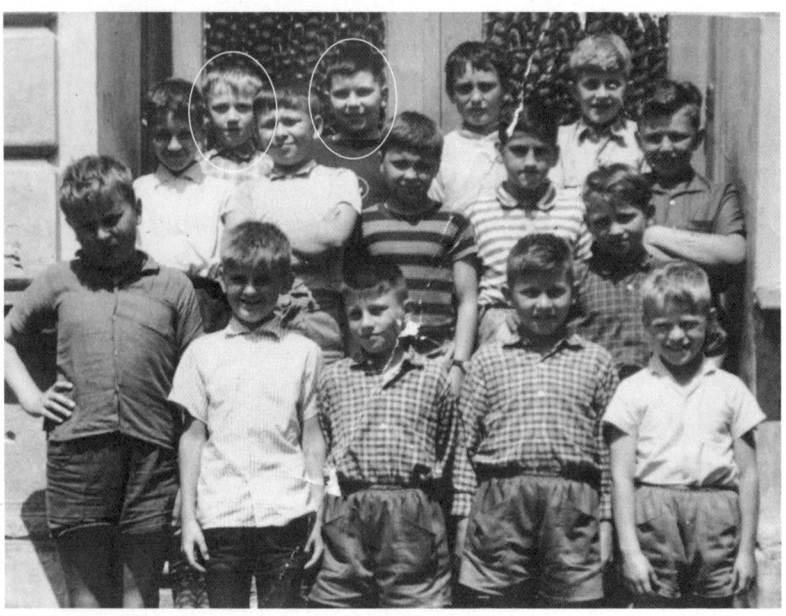

Links Loisi Rogl, rechts Fritzi Nohel, während der Volksschulzeit in Ansfelden

Fritz Nohel war Alois' bester Freund, als Ansfelden noch ein Dorf und der Bauernhof der Familie Rogl für die Buben noch ein großer Abenteuer-Spielplatz war. Die beiden konnten einfach immer tun, was ihnen gerade Spaß gemacht hat: Fast wie Tom Sawyer und Huckleberry Finn aus den Geschichten Mark Twains. Ihnen war keine Sekunde fad, und einmal pro Woche haben sie im Fernsehen Kasperl, Fury oder Lassie sehen dürfen. Der eher schmächtige (aber flinke) Alois und der stämmigere Fritz waren einfach unzertrennlich und jeden Tag auf neue Abenteuer aus. Sie haben ihre Freiheit genossen und jede Minute genützt, um Entdeckungen zu machen, die Häuser des Dorfes von innen zu sehen und neue Wege zu finden, sie zu erproben und auch zu nützen. Fritz Nohel hat diese Neugier und diesen „geografischen Erkundungsgeist" später in seinem Beruf gut brauchen können: als Speditionskaufmann hat er Waren und komplette Industrieanlagen durch die ganze Welt dirigiert.

Fritz, du warst ja in deiner Kindheit gern und viel mit dem Alois zusammen. Was hat dir dabei und an ihm so besonders gut gefallen? Ist dir das nicht irgendwann einmal fad geworden?
Fritz (lacht): *Nein, ganz im Gegenteil. Ich habe es immer genossen. Der Alois hat mir jedes Mal viel Neues gezeigt und erlebbar gemacht, was ein Kind sonst niemals mitbekommt. Meine Eltern haben ein Lebensmittelgeschäft in Ansfelden gehabt und waren unendlich fleißig, haben für mich und meine Schwestern aber wenig Zeit gehabt. Beim Lois waren die Eltern auch Tag und Nacht eingespannt ... und das hat uns beiden sehr viel Freiheit und Spielraum gegeben. Der Lois war sehr zugänglich, wir hatten ähnliche Charaktereigenschaften, und er war überall dabei. Eben genau so, wie man sich einen besten Freund idealerweise vorstellt. Und er hat in mir einen echten und verlässlichen Spielkameraden gehabt ... bis ich dann mit 10 Jahren in das Hauptschul-Internat nach Bad Goisern gekommen bin. Die gemeinsame Zeit war wirklich toll. Für beide, denke ich.*

Gab es denn in dem kleinen Dorf Ansfelden so viel zu entdecken, dass euch über Jahre nicht die Spielideen ausgegangen sind?
Fritz: *Der Bauernhof war ein Spiel-Paradies, und auch die Umgebung war super: Im Frühling, wenn wir im Freien die Wiese niedergetreten und uns ein eigenes Dorf gebaut haben. Im Sommer, wenn wir bei der Ernte helfen durften. Im Herbst, wenn die Heubodenzeit angesagt war. Und im Winter beim Rodeln und Skifahren auf dem Brunnerberg. Das volle Programm, ganz ohne Handy und Computerspiele. Wir waren immer mittendrin im prallen Leben. (lacht) Wir sind auf dem Heuboden in den Strohballen herumgeklettert, barfuß über den Misthaufen marschiert, haben uns mit Wasser aus einem Kübel gewaschen und im blauen Opel der Familie Rogl Ausflugsfahrt gespielt. Und wenn wir bei der Erdäpfelernte mitgeholfen haben, haben wir sogar ein paar Schillinge für ein Eis bekommen.*

War das nicht auch manchmal gefährlich ... so ganz ohne Aufsicht?
Fritz: *No risk, no fun - das war schon damals eine Grundbedingung für eine wirklich unbeschwerte Jugend. Aber es hat natürlich schon No-Gos gegeben, die unbedingt gegolten haben.*

Und wir zwei haben uns – fast immer – daran gehalten. (lacht) Für mich war der Vater des Alois, der „Herr Rogl", nämlich eine echte Autoritätsperson, vor der ich immer Respekt gehabt habe. Außerdem habe ich gewusst, dass mir meine Eltern vertrauen, und dieses Vertrauen wollte ich niemals enttäuschen, denn dann wäre meine Freiheit wohl zu Ende gewesen.

Und was hast du – neben den Erinnerungen an die Abenteuer und den Spaß in der Zeit – für Dein späteres Leben mitgenommen?
Fritz (denkt nach): *Es ist einfach wichtig, einen Freund zu haben. Zu wissen, dass er auf einen wartet, und dass er traurig ist, wenn man nicht zu ihm kommen kann. Das ist das Eine. Aber auch die Erkenntnis, dass man gerade in kleinen und banalen Dingen viel Praktisches und Interessantes entdecken kann. Man muss nur die Chance bekommen, es zu erle-*

ben. Beides hat mich für mein späteres Leben im Internat und im Beruf sehr geprägt. Und nicht zuletzt die Erfahrung, dass man sich in jede Situation hineinfinden und etwas aus ihr machen kann, wenn man sie beherzt anpackt. So bin ich zum Beispiel draufgekommen, dass ich in meiner Tätigkeit als Speditionskaufmann meinen Traumjob gefunden habe, obwohl ich ihn mir anfangs gar nicht habe vorstellen können. Abenteuer am Bauernhof als Lebensschule, so würde ich das heute nennen.

Herzlichen Dank für das Gespräch.

Die Höhere Landwirtschaftliche Bundeslehranstalt (HLBLA) in St. Florian.

Am Ende der 4. Klasse war mir bei der Frage ein wenig bang, was ich nach dem Unterstufengymnasium weiter machen sollte: Die Oberstufe schien mir ein wenig zu krass, weil als zweite Fremdsprache Französisch oder Latein lauerten, und davor hatte ich wirklich einen massiven Bammel. Irgendwie kam zu Hause die Rede darauf, ob ich in die landwirtschaftliche Mittelschule in St. Florian gehen wolle, die sich gerade in Fertigstellung befand. Innerlich reizte mich gar keine Schule, aber auf keinen Fall wollte ich zu Hause mit meinem Vater arbeiten oder eine Lehre in einem Betrieb angehen. Ich dachte schon eher an einen bequemen Bürojob mit fixen Arbeitszeiten. Es blieb mir nichts anders übrig, als das Angebot anzunehmen. Zu dieser Zeit stand gerade der Neubau der HLBLA St. Florian vor der Fertigstellung, und diese Anstalt war nur 10 km von Ansfelden entfernt. So absolvierte ich die Aufnahmeprüfung im Francisco Josephinum in Wieselburg und begann im September 1969 in der Expositur Ritzlhof den ersten Jahrgang. Die Fertigstellung der neuen Schule in St. Florian hatte sich verzögert. So klaglos ging der Eintritt in die Schule doch nicht vonstatten, weil ich zwar die Aufnahmeprüfung bestanden hatte, wegen der vielen Bewerber aber nur auf der Warteliste stand. Ich hatte die Landwirtschaftsschule schon abgeschrieben, doch einen Tag nach Schulbeginn erhielten wir die Nachricht, dass eine Aufnahme in Ritzlhof doch möglich wäre, weil ein Kandidat ausgefallen sei. Mein Vater fuhr mit mir nach Ritzlhof (nur fünf Kilometer von uns entfernt), und ich trat in die Schule ein. Mit 29. Jänner 1970 vollzog sich dann endgültig der Umzug von Ritzlhof nach St. Florian in die neu errichtete Schule mit allen modernen Standards. Es war ein Erlebnis, aber die ersten fünf Monate in der HLBLA Francisco Josephinum Expositur Ritzlhof waren lustiger, weil wir in zwei Internatsschlafsälen der Melkerschule provisorisch untergebracht waren und alles weniger heikel war. Wir waren für die Erzieher nicht so gut greifbar, weil das Internat baulich getrennt von der Schule, im Wirtschaftsgebäude, über dem Presshaus lag. Wir konnten am Abend richtig Spaß haben, ohne gehört zu werden. In St. Florian war damit Schluss. Im Gegensatz zum Internat der „Guten Hirten" in der Linzer Baumbachstraße, hatte ich in St. Florian aber dennoch richtig Freude.

Schulisch erlebte ich bei den ersten Tests gleich denselben Schock wie im Gymnasium. Ein „Nicht genügend" jeweils in Botanik, Physik und Chemie. Ich dachte, ich könnte mit ein wenig Aufmerksamkeit im Unterricht halbwegs durchkommen. Das war ein gewaltiger Irrtum, denn die vielen neuen Fachbegriffe mussten bei den Tests exakt und vollständig aufgezählt werden. Da hieß es von nun an, heftig zu pauken. Eigentlich ein Glück, denn ein Scheitern war in meinem Plan nicht vorgesehen. Bis Jahresschluss hatte ich schließlich in allen Gegenständen als schlechteste Note einen Dreier. Es sollte bis zur Fünften ohne Vierer bleiben. Damit war ich zufrieden!

Schule und Internatsleben in St. Florian.
Ich besuchte die Schule in den Jahren 1969 bis 1974, also zu jener Zeit, als die 68er-Studentenkrawalle und Bürgerbewegungen in den USA Auswirkungen auf den Lebensstil und die Mode hatten. In diese Zeit fiel das tragische Ende der Amerikaner im Vietnamkrieg und der Aufstieg der Beat- und Rockbands. Bis zum Eintritt in das Florianer Internat hatte ich keine Ahnung von Musik dieser Art, natürlich auch nicht von ihrer Mode. Aber dort schloss ich mich schnell den Neuheiten

meiner Kollegen an und ließ mir die Haare wachsen. Ich erinnere mich, was das zu Hause und in der Schule für ein Theater war: Professor P. erließ selbstgestrickte Regeln für Kleidung und Frisur. Er tadelte die langen Haare, die über die Ohren wuchsen, und schickte die Schüler zum Friseur. „Mäßig, mäßig diese Ohrenbärte", sagte er und strich verächtlich mit den Fingern über die Haare der Schüler. Auch benachteiligte er Schüler im Unterricht, 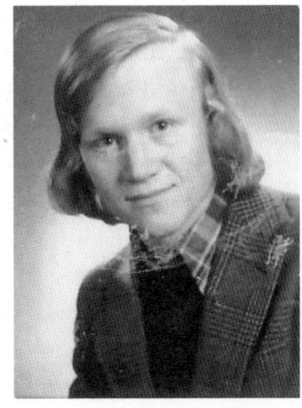 wenn sie rote Pullover trugen: „Es gibt so viel Abstufungen zwischen Grün und Grau!", schimpfte er. „Der Mann trägt nicht Rot!" Heutzutage undenkbar, was sich dieser Erzieher damals erlaubte.

Welchen Einfluss kann ein 15-Jähriger auf seine Mutter ausüben, wenn sie ihm Kleidung für Schule und Internat kauft? Schließlich konnte der Erzieher nichts mehr gegen das Tragen langer Haare ausrichten, und es wurde gängige Übung. Er selbst äußerte sich bei einem Maturatreffen, dass er das, was er damals mit uns gemacht hat, heute nicht mehr tun könnte. Das stünde dann in der Zeitung ...

Es war auch sehr bedenklich, dass die Internatserzieher gleichzeitig in der Schule unterrichteten. So wussten sie, was am Vorabend im Internat vor sich gegangen war, und konnten mit darauffolgenden Prüfungen die Unterrichtsnote beeinflussen. Das Internatsleben spielte sich aber schnell und unkompliziert ein. Wir waren alle so um die 15 Jahre alt und gut belastbar. Es war natürlich eine reine Burschenschule, Mädchen absolvierten damals die Parallelschule in Elmberg. Fast alle Schüler kamen aus Bauernfamilien und wollten eine agrarische Ausbildung machen. Viele von ihnen waren sehr ehrgeizig und lernten nicht nur in den Studierstunden, die in den Schulklassen stattfanden, intensiv, sondern auch am Nachmittag in den Internatszimmern weiter.

Mich begeisterte das weniger, und ich ging meistens mit einigen Freunden auf den Marktplatz nach St. Florian. Wir trafen dort hin und wieder Schulmädchen, die von der Hauptschule kommend auf den Autobus warteten oder gingen ins Café Baumberger. Doch zu den Schularbeitszeiten konzentrierten sich alle Mitschüler auf das Erreichung eines guten Ergebnisses. Das war auch für mich ein Anstoß, mehr zu lernen.

„Heute können die Lehrer von den Schülern nicht mehr diese Leistungen wie zu unseren Zeiten einfordern", berichtete mir später unser Betriebswirtschaftslehrer und Klassenvorstand. Wen er nicht mochte, der durchlebte schwere Zeiten. Seine Spezialität waren mündliche Prüfungen auf „Nichtgenügend. Setzen!" Gott sei Dank durchschaute ich den Lehrstoff in BWL und Buchhaltung ganz gut.

Eigentlich war ich der Klassenkasperl und brachte mit meinen Witzen und Meldungen die Kameraden oft zum Lachen, was mir den Spitznamen „Frosch" eintrug. Bei manchem Lehrer kamen meine Späße schon mal in die falsche Kehle. Grundsätzlich wusste ich mich schon zu benehmen, ausfällig oder unangenehm wurde ich nie. Ich saß in der vorletzten Bank und redete oft (ohne mich zu Wort gemeldet zu haben) nicht nur zum Lehrstoff, sondern auch profunden Blödsinn. Im Forstwirtschaftsunterricht fiel ich öfter unangenehm auf und der Professor sagte schließlich zu mir: „Rogl, du bist präpotent blöd, in meiner Stunde sitzt du nicht in der vorletzten Bank, sondern in der ersten Reihe!" Eigentlich war es für mich ein Horror, so nahe am Lehrerpult sitzen zu müssen und unter ständiger Beobachtung der Professoren zu stehen. Doch nach dieser Anweisung blieb mir nichts anderes übrig und ich wechselte sofort in die erste Reihe. Wider Erwarten stellte sich diese Veränderung für mich nämlich als das größte Glück heraus, denn das Gegenteil meiner Annahme trat ein: Plötzlich hörten die Lehrer bei der Mitarbeit, was ich mit meinen Zwischenrufen zu sagen hatte, und ich fiel dadurch positiv statt negativ auf. Aus hinteren Bankreihen wäre dies unmöglich gewesen. Auch konnte man vom Lehrerpult nützliche Infos finden, und ich war schon allein wegen der Nähe zum Lehrer zu viel mehr Aufmerksamkeit gezwungen. Somit drückte sich der Platzwechsel sofort in besseren Noten und Anerkennung aus, ohne dass ich mehr gelernt hätte. Interessanterweise war es auch leichter, bei schriftlichen Prüfungen aus Unterlagen Antworten abzuschreiben. In meiner St. Florianer Schulzeit ging der Wechsel der Bundesregierung von Schwarz auf Rot vor sich. Kreisky wurde Bundeskanzler und somit auch der Landwirtschaftsminister rot. Unsere Schule war eine Bundesschule und dem Landwirtschaftsministerium unterstellt. Zwar wirkten sich die kostenlosen Schulbücher sichtbar positiv auf unsere Buchausstattung aus, jedoch merkte man Lagerbildungen zwischen den Personen im Lehrkörper, die sich aufgrund der politischen Umstellung irgendwie negativ auf das Schulklima auswirkten. Die Lehrer klagten auch über die Einflussnahme des neuen roten Ministers, der mehr politischen als landwirtschaftlichen Hintergrund hatte. Die Lehrer transportierten diese Meinung bis in den Unterricht. Auch baute sich eine gewisse Spannung zwischen den Lehrpersonen auf, den wir Schüler bemerkten und zu unserem Vorteil auszunützen verstanden. Zum Beispiel argumentierten wir bei den anderen Lehrern gegen den Betriebswirtschaftslehrer, er nehme zu viel von unseren Studierzeiten in Anspruch und uns fehle Zeit für ihre Fächer. Bei unserem Tierzuchtlehrer mit einem etwas schrulligen Charakter, griff diese Strategie. Er gehörte zu den politischen Wechselkandidaten und wurde bedingt durch die rote Umfärbung an den landwirtschaftlichen Bundesschulen nach unserer Schulzeit Direktor in Kematen in Tirol. Das war auch eine Höhere Landwirtschaftliche Bundeslehranstalt, aber für Mädchen.

Ich hatte ihn recht gern, weil er trotz seiner Art und Weise die Schüler mochte und Konflikte nie auf persönlicher, sondern auf sachlicher Ebene austrug. Er hatte Verständnis, wenn Maßnahmen zu streng ausgelegt wurden. Auch konnte er verständlich vortragen. Tierzucht lag mir und hatte in diesem Fach immer gute Noten.

Er stellte die züchterischen Erfolge in der Milchwirtschaft recht anschaulich dar. Wir nannten ihn liebevoll „Viechermoa", er wohnte in Leonding und pendelte in seiner Tiroler Direktorenzeit regelmäßig mit der Bahn hin und her.

Ein Linzer Versicherungskollege war sein Nachbar im Zaubertal und berichtete mir von einem Ereignis, das für ihn tragisch hätte enden können. Der „rasende Roland" (ein weiterer Spitzname), schlief bei seiner Eisenbahnfahrt aus Tirol kommend noch friedlich im Abteil, als der Zug schon im Linzer Bahnhof einrollte. Erst als sich die Garnituren wieder Richtung Wien in Bewegung setzten, erwachte Mayr aus seinem Schlaf und sprang noch schnell aus dem anfahrenden Waggon. Nur leider erwischte er die falsche Seite und landete statt auf dem Bahnsteig auf den Geleisen eines gerade von der anderen Seite einfahrenden Güterzuges. Gerade noch rechtzeitig kam der Güterzug zum Stillstand, er war gerettet. Mit Ende dieses Schuljahres beendete er den Dienst als Direktor in Kematen und arbeitete bis zu seiner Pensionierung in der landwirtschaftlich chemischen Bundesanstalt in Leonding (heute AGES, Agentur für Ernährungssicherheit).

Praxisunterricht in der Landwirtschaftsschule.
Zum Ausbildungsplan der HLBLA St. Florian gehörte auch die landwirtschaftliche Praxis. Mir war der Gegenstand sympathisch, die Abwechslung zur Theorie machte Spaß, und die Arbeit scheute ich nicht. Bei diesem Praktikum lernten wir die Bauernhöfe in der näheren Umgebung um die Schule in St. Florian kennen. An die Schule war kein Schulgutsbetrieb angeschlossen, sondern man verfolgte das Konzept, dass die Bauern in der Nähe der Schule für den Praxisunterricht sorgen sollten. Zwischen der dritten und vierten Klasse war jedoch ein dreimonatiges Pflichtpraktikum auf einem Fremdbetrieb vorgeschrieben.

Mein Vater hatte für mich in Enns das Unterfürstwegergut vorgesehen. Er kannte den Besitzer Martin Gruber als sehr tüchtigen Bauern von der Funktionärstätigkeit beim Milchhof Linz. Seine Frau Theresia war meine Cousine zweiten Grades. Ich fügte mich mangels besserer Alternative in dieses Schicksal und beschloss, sehr fleißig zu arbeiten, um meinen Eltern nur ja keine Anstände innerhalb der Verwandtschaft zu machen und mich im besten Licht darzustellen.

Mein Einsatz lohnte sich. Zwei Lehrer besuchten alle Betriebe und natürlich auch meinen Praxisherren. Er lobte meinen Fleiß und mein Geschick über den „grünen Klee": „Der Alois führt alle Arbeiten mit Fleiß und Engagement aus." Mit dieser Zensur war für mich die restliche Zeit in der Schule geritzt; ich hatte nie wieder Probleme.

An diesem Kontrolltag hatte ich sehr großes Glück, weil die Professoren ein Missgeschick nicht mitbekamen. Ich musste mit dem Grubber das Hausfeld umbrechen: Als ich das Ende des Feldes erreicht hatte, drehte ich um. Zum Wenden auf dem Acker benutzte ich die Lenkbremse, um den Traktor und den Grubber schneller wieder in Gegenrichtung zu hieven. Nur leider übersah ich bei diesem Vorgang eine nahe am Feldrand befindliche Abspannung eines Telefonmasten. Mit dem rechten hinteren Eck des an den Traktor angebauten Gerätes, hakte ich beim Umkehrvorgang am Abspannseil ein und riss den Masten um. Das Seil und der Mast lagen augenblicklich am Feld. Das Telefonkabel lag - aus der Mauerverankerung gerissen - am Boden und unterbrach die Telefonverbindung der gesamten Ortschaft Rabenberg für eine ganze Woche. Jetzt hätte ich den Salat gehabt, wenn die Lehrer auch bei mir am Feld Nachschau gehalten hätten. Gott sei Dank fuhren sie um das Seil herum und geradewegs auf und davon. Die Sache ging ohne Ermahnung oder sonstige Konsequenzen zu Ende, da der Mast an der Bodenkante schon komplett abgefault gewesen war. Er hielt nur mehr am Abspannseil und Telefonkabel, und ich könnte nicht einmal sagen, ob die Traktorversicherung etwas bezahlen musste. Schrecksekunde beendet!

Nach der Schule ist vor der Schule: Ein gefährlicher Sturz.
Im Herbst 2019 feierte unser Maturajahrgang 1974 sein 45-jähriges Jubiläum. Zum gemütlichen Zusammensitzen in Steyr waren neben den Absolventen auch unsere Professoren eingeladen.

Unser Mathematik- und Volkswirtschaftslehrer Dipl. Ing. Karl Wenger nahm auch dran teil. Als er mich beim Treffen erkannte, stürzte er förmlich auf mich zu und begrüßte mich mit den Worten „Da Rogl" recht herzlich. Er hielt mich mit beiden Händen fest und hörte nicht mehr auf zu reden. Mit ihm fuhren wir im Winter (dem Jahr der Matura an einem Sonntag im Februar 1974) auf die Höss nach Hinterstoder zum Schifahren. Wir hatten großen Spaß mit ihm, der Schmäh ist gelaufen … und es war auch ein klein wenig Alkohol zu viel im Spiel. Für Karl Wenger waren wir nämlich nicht nur Schüler, sondern auch Kumpel. Doch auf der abschließenden Talabfahrt auf der völlig vereisten Piste machten meine alten Schier mit ihren stumpfen Stahlkanten mit mir, was sie wollten. Natürlich fuhr ich über meine Verhältnisse viel zu schnell auf der Eisglätte zu Tal. Vor dem Steilhang, an dem die Seilbahn vorbeiführt, rutschte ich auf dem blanken Eis aus und stürzte mit dem Kopf voraus über die Kante in den steilen Graben hinein. Mit Hinterkopf und Rücken bremste ich meinen Schwung auf einem jungen Baum ab und kam zum Stillstand. Ich hatte ein Gefühl, als ob ich kurz bewusstlos gewesen wäre, machte aber keine Bemerkungen über meine missliche Lage, sondern kletterte über den Abhang hinauf und setzte meine Fahrt zur Talstation geschockt mit wackeligen Beinen fort. Das Ansinnen, zu einem Arzt zu fahren, lehnte ich ab.

„Es ist alles in Ordnung", sagte ich und unterstrich meine Aussage mit einem breiten Lächeln. Dabei brummte mir der Kopf aber deutlich. Rücken und Schädel schmerzten noch ungefähr drei Monate lang, ehe sich wieder alles legte. Mir wurde aber bewusst, welches Glück ich bei meinem Sturz gehabt hatte. Wäre ich frontal mit dem Kopf gegen den Baum gestoßen, hätte das meinen sicheren Tod bedeutet!

Noch oft erinnerte ich mich an diese Begebenheit mit Schaudern und zündete auf unseren Reisen in vielen Wallfahrtskirchen eine Andachtskerze für diesen glücklichen Ausgang des Unfalles an. Vielleicht war dieser Einschnitt eine deutliche Mahnung, im Leben besonders auf Gesundheit und Vorsicht zu achten. Professor Karl Wenger erzählte mir, dass er im Nachhinein große Angst um mich gehabt hatte und dass der Vorfall auch für ihn eine große Lehre gewesen sei. Niemals später erlaubte er auf Schikursen den Genuss von Alkohol, ihm wurde die große Verantwortung der begleitenden Lehrerschaft um die Gesundheit der Schüler vor Augen geführt.

Bei diesem Maturatreffen vereinbarten Karl Wenger und ich, uns denselben Winter noch einige Male zu einer gemütlichen Schiausfahrt auf der Höss zu treffen. Leider sollte sich das nicht mehr ausgehen, da er noch im Dezember an Hautkrebs schwer erkrankte und im Februar 2020 an dessen Folgen verstarb. Ich werde ihn als einen besonders lieben und humorvollen Lehrer gern in Erinnerung behalten.

Bundesheer: Nicht Kanonier wie der Vater, sondern Kraftfahrer.
Gleich nach der Matura stellte sich das Bundesheer mit einem Einberufungsbefehl ein. Ich musste nach Steyr in die Artilleriekaserne einrücken und sollte – so wie mein Vater im Krieg – Kanonier werden. Das passte mir gar nicht, denn ich wollte lieber Kraftfahrer sein, was mir schließlich auch gelang. Nur leider verkühlte ich mich bei den Gefechtsübungen so sehr, dass ich mir eine Lungenkrankheit zuzog. Acht Wochen lag ich mit TBC im Spital in Steyr und konnte völlig geheilt ohne Dauerschaden zurück zur Einheit kommen. Ich bekam noch einen Erholungsurlaub und diente dann noch bis zum Abrüsten im Innendienst ab.

Die Zeit nach der Schule bis zur Heirat: Eine neue Lernphase.
Nach fünf Jahren Internat und dem Abschluss in der HLBLA St. Florian war ein entscheidender Abschnitt in meinem Leben geschafft. Schule um der Schule wegen war gar nicht so Meines. Ich bin später zwar gerne auf Seminare gefahren, um weitere Bausteine kennen zu lernen. Das hat mir gefallen. Ich nahm das sehr ernst und veränderte aufgrund dieser Anregungen manche Arbeitsweisen. Auch formte mich der Lehrstoff aus den Seminaren in meiner Persönlichkeit und ließ mich „runder" werden.

Ich trat der Landjugend Fachgruppe Ansfelden bei.
Gleich nach Abschluss der Matura im Juni 1974 hieß es zu Hause kräftig mitarbeiten, weil die Einberufung zum Bundesheer erst im Oktober anstand. Ein Studium hätte ich sicher geschafft, wäre mir wahrschein-

lich auch erlaubt worden, es hat mich aber nicht wirklich interessiert. Vielmehr wollte ich nicht an der Kasse der Eltern hängen, sondern eigenes Geld verdienen. Wichtig war neben der Arbeit natürlich das Vergnügen, und so trat ich noch während der Schulzeit der Landjugend Ansfelden bei. Ich war aber nicht nur zu Späßen aufgelegt, sondern startete bei allen sich anbietenden Wettbewerben. Da waren Vielseitigkeitswettbewerbe dabei, Sportfeste, Leistungspflügen, Sensenwettmähen usw. Sport interessierte mich weniger, weil ich mich eher ungeschickt anstelle bei allem, was rund ist. So habe ich mich lieber in allen technischen Disziplinen gematcht.

Ich wollte nicht nur antreten, um dabei zu sein, sondern unbedingt gewinnen. Und da war ich wirklich gut. Ich gewann – bis auf mein erstes Antreten – jeden Pflügerwettbewerb in Ansfelden, wurde im Bezirk Zweiter und nahm einmal am Landespflügen teil. Zu diesem Zweck schleppte ich fremde Pflüge von verschiedenen Bauern an, zerlegte sie und baute sie wettbewerbsmäßig aus, um Chancen zu haben. Sensenmähen war auch meine Disziplin, weil ich durch das tägliche Training bei der Futtergraseinbringung für die Kühe technisch und körperlich gut in Form war und deshalb als Sieger aus jedem Bewerb hervorging. Bei einem ausgeschriebenen Aufsatzwettbewerb der Landjugend OÖ zum Thema Jugendarbeit fuhr ich sogar einen Landessieg ein. Das freute mich besonders, nach der Matura besaß ich genug Übung, um diese Hürde zu nehmen. Als Preis erhielt ich eine Studienwoche in Kärnten mit Teilnehmern aus allen Jugendorganisationen Österreichs. War eine spannende Sache, es ging damals um die Probleme rund um die Kärntner Slowenen (Ortstafeln, Feststellung usw.). Ich verstand überhaupt nicht, weshalb die Stimmung so aufgeheizt war, zumal wir jungen Leute aus Oberösterreich den Konflikt überhaupt nicht begreifen konnten. Ein Journalist fragte mich, wie die Jugend in Oberösterreich dazu stünde. Ich antwortete, bei uns interessiere das Thema niemanden! Er war ganz verwundert.

Ebenso festigte sich in diesen Jahren in mir der Wille, im Leben eine Rolle zu spielen. Ich wollte mich bei Vereinen engagieren und im

Ort am öffentlichen Leben teilnehmen. Ich hatte schon bemerkt, dass ich in St. Florian mehr Leute kannte als in Ansfelden, und machte mir deshalb zur Aufgabe, im Ort bekannter zu werden. Deshalb ging ich so viel wie möglich auf Veranstaltungen, schaute kurz in Gasthäusern vorbei, engagierte mich im Ort. Und das Wichtigste: Wenn jemand etwas von mir wollte, hatte ich immer Zeit für ihn.

Die Schulzeit brachte wenig Gelegenheit für das Vereinsleben, in diese Richtung gab es noch Steigerungsbedarf und das machte ich natürlich intensiv. Ich half bei der Organisation, moderierte Feste, baute auf, räumte weg, schrieb Protokolle und machte mich nützlich, wo ich gebraucht wurde. Für mich war klar, dass ich eine Familie haben wollte, und dass ich die Fühler in diese Richtung massiv ausstrecken musste. Wichtig war mir, das Gefühl zu bekommen, gemocht zu werden. Nicht so, dass ich mir ein Mädchen eingebildet hätte, das ich dann ausnahmslos umschwärmt hätte, bis sie in Gottes Namen endlich „ja" sagen würde.

Ich wollte eine Frau, die mit mir in meinen Ansichten in Harmonie war und auch den nötigen Ehrgeiz für die Umsetzung meiner geplanten Vorhaben hatte. Wenn ich merkte, dass das ganze Drumherum nicht mit meinen Interessen zusammenpasste, pflegte ich bloß eine unverbindliche Bekanntschaft und Freundschaft und nicht mehr. Wenn mir ein Mädchen besonders gefiel und keine Liebschaft wollte, war ich nicht beleidigt oder eifersüchtig, sondern legte mir folgenden Ausweg zurecht: „Eine andere Mutter hat auch eine schöne Tochter." Damit war diese Frage dann für mich geklärt.

Glück fürs Leben? Ich lerne Greti kennen.
Ich war nie der große Casanova, aber ich bin ein guter Tänzer. Das Tanzen habe ich aber nicht aus Begeisterung oder als Freizeitbeschäftigung ausgeübt, sondern es als Mittel zum Zweck: Zum Zweck des Kennenlernens und Abschätzens, ob die Tänzerin die Richtige für mich wäre. Nirgends sonst darf man sich einer Person so nähern oder sie berühren wie beim Tanz. Es ist sogar Voraussetzung für ein gu-

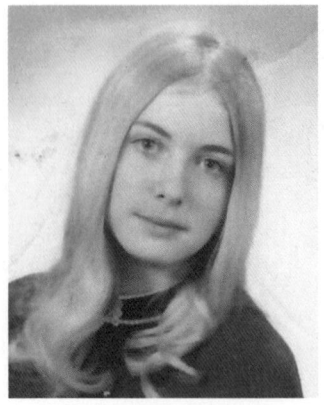tes Zusammenspiel der Bewegungen. Damit ist kein „Begrapschen" gemeint, sondern der Wunsch zu spüren, ob mit der Tänzerin ein gutes Gefühl für Harmonie da ist oder nicht. Es dürfte auch der Dancing Stars Siegerin 2020 Michaela Kirchgasser so gegangen sein, weil sie in einem Interview sagte, dass sie beim Tanzen eine Veränderung in sich gespürt, ihre Sinnlichkeit und eine andere Weiblichkeit in sich entdeckt habe. Ich selbst schloss daraus, dass dann auch ein gutes Auskommen im täglichen Leben wahrscheinlich sei. Ich entwickelte ein Gefühl, bei welchen Mädels ich Chancen hätte. So es sich zu den Wochenenden ausging, besuchte ich mit Freunden Tanzveranstaltungen oder Bälle. Beliebt war der Kerzenabend im Gasthaus Strauß am Samstagabend. Während der Woche ging ich abends nie aus, mir war die Arbeit zu wichtig. Ausgenommen waren Vereinssitzungen. Aber meine Freunde und ich fuhren auf viele Bälle in die umliegenden Gemeinden. Es war auch geübter Brauch, Abendveranstaltungen von Hochzeiten zu besuchen. Man bezahlte Musikschutz und konnte teilnehmen, später auch ohne Eintritt. Pflicht waren die Hochzeiten der Landjugendmitglieder. 1976 zum Beispiel heiratete Huber Karl vom Zeilingergut in Grabwinkel seine Marianne Eigner. Der Vater von Marianne war ein Cousin meines späteren Schwiegervaters. Die Hochzeit fand in Ansfelden statt, und meine zukünftige Frau Margarethe Kainrath steckte der geladenen Hochzeitsgesellschaft (gemeinsam mit Maria Rubenzucker vom Mayr zu Gerling) die Büscherl an. Zur Vorbereitung trafen sie sich bei uns zu Hause. Mir fiel Margarethe als sehr hübsch, fröhlich und geschickt auf und sie gefiel mir vom ersten Augenblick ausnehmend gut. Gesehen hatte ich sie schon bei Bällen in Weichstetten. Bei mir dachte ich: „Die hole ich mir heute Abend zum Tanzen!" Es war dann auch so, und nach dem Tanz ging es ab an die

Schnapsbar des Gasthauses Strauß. Ich war mächtig stolz, dass mir das gelang, weil sich für Margarethe auch noch viele andere Burschen interessierten. Schon eine Woche später holte ich sie von zu Hause zu einem Veranstaltungsbesuch ab. Ich ließ sie nicht mehr locker, und im Dezember 1976 fuhren wir das erste Mal gemeinsam auf Schiurlaub nach Ischgl. Am 11.11.1978 heirateten wir.

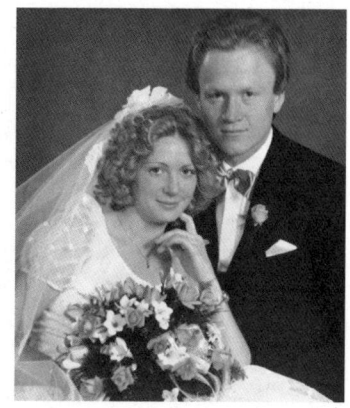

Wie kam meine Schwiegermutter Margarethe Kainrath, geborene Cerny, eine gebürtige Gablonzerin, nach Oberösterreich?
Ich will das etwas ausführlicher erzählen, weil es zwar mit meiner Biografie nur am Rande zu tun hat, aber ein sehr wichtiges Zeitdokument ist und die Herkunft meiner Greti beschreibt.

Meine Frau hält mit Verwandten (insbesondere dem Cousin ihrer Mutter namens Gerhard Faltus) regelmäßig Telefonkontakt. Auch er lebte wie Gretis Großmutter, Rosa Cerny, und ihre Tochter Margarethe in Gablonz und wurde wie seine Tante und Cousine 1947 von dort vertrieben. Jetzt wohnt er mit seinen 98 Jahren in Geisenfelden, einer deutschen Kleinstadt in der Nähe von Ingolstadt. Gerd ließ Margarethe Rogl zwei Briefe als Erinnerung zukommen. Der eine Brief vom 12. 9. 1945 wurde in Gablonz geschrieben, der andere nach der Vertreibung am 22.05.1947, in Wickendorf, Nähe Losensteinleiten in der Gemeinde Wolfern. Den zweiten will ich zitieren. Die offizielle Abschiebung der deutschen Bevölkerung aus der Tschechoslowakei begann im Januar 1946. Während dieses Jahres vertrieb man rund 2.256.000 Menschen, großteils nach Deutschland, zu einem kleinen Teil (gut 100.000) auch nach Österreich. Bewiesen ist durch den zitierten Brief, dass die Familie Cerny erst am 27. 1. 1947 Gablonz verlassen musste. Innerlich hatten sie Hoffnung, vielleicht doch in Gablonz bleiben zu können, weil die Vertreibungen 1946 abgeschlossen schienen, daraus wurde aber nichts. Die Schwiegermutter erzählte einmal, es ging der Befehl durch die Straße, sie hätten sich innerhalb einer Stunde am Sammelplatz Bahnhof Gablonz zu treffen und dort auf den Abtransport in Zügen zu je 40 Güterwaggons(!) mit insgesamt 1.200 Personen zu warten. Sie durften je Person 50 kg persönliche Sachen und Lebensmittel mitnehmen. Wertsachen, Schmuck und sonstiger Hausrat musste in den Gebäuden verbleiben. Anschließend fuhren die Züge innerhalb Tschechiens von Station zu Station und wurden wieder abgestellt.

Neun Tage dauerte es, bis schließlich Österreich ihren „Güterzug" einreisen ließ. Das ist auch der Grund, weshalb Verwandte der Familie nach Deutschland deportiert wurden, und Gretis Oma und Mami nach Österreich. Der oben erwähnte Brief, geschrieben in Wolfern/ Wickendorf am 22. Mai 1947 von Margarethe Cerny.
Vermerk: erh. 4. 11. 47

„Lieber Gerd!
Vorerst die herzlichen Grüße aus unserer neuen Heimat. Recht vielen Dank für deinen lieben Brief. Jetzt in der Fremde freut man sich doppelt auf ein Lebenszeichen von Lieben aus der Heimat. Leider haben wir von deinen Eltern noch keine Nachricht erhalten. Auch in der C.S.R. hat sich der neue „Kerkermeister" an unserer Post erfreut. Schon gut, dass wir endlich raus sind aus diesem Hexenkessel. Rosig ging es uns die erste Zeit auch nicht. Du weißt ja mit Wohnung steht es hier sehr schlecht. Am 27. 1. 1947 verließen wir unser liebes Gablonz, gelangten am 4. 2. nach Linz. Jetzt begann für uns eine schreckliche Zeit. Wir hausten 7 ½ Wochen bei größter Kälte ohne Heizmaterial und Lebensmitteln im Waggon. Täglich zog ich aus auf Wohnungssuche, jedoch alle Wege bei dem vielen Schnee, alles umsonst. Es war wirklich furchtbar, bis ich endlich 24 km von Linz in einem ganz alten Häusl 2 kleine Räume mit großem Bitten bekam. 3x standen wir mit den Sachen vor Steyr und mussten wieder zurück, da die Straßen haushoch vereist waren.

Ende März gings dann endlich raus. Das alles ging ja noch zu vertragen. Die Hauptsache ist ja, daß wir alles gut verbrachten. Deine Stoffe, Geige, Lehrerurkunde, Sparbücher alles haben wir gut hergebracht. Sobald es möglich ist, kannst du die Sachen haben. Du brauchst keine Sorgen haben, es ist bestimmt alles gut aufgehoben. Wenn uns Tante Berta (Faltus) von dir die nötigsten Sachen gebracht hätte, alles hätten wir mitgenommen und du hättest wenigstens etwas. Aber das alles ist eben nicht mehr zu ändern. Hier wird es jedenfalls die alte Heimat mir nicht ersetzen. Wenn ich könnte, sofort würde ich wieder zurück. Heute haben wir von Vogl (Bruder von Berta) Post bekommen. Auch sie fragen an, ob wir nichts von Tante Berta wissen, da sie schon lange keine Post haben. Die Adresse hat sich doch nicht geändert?
Lieber Gerd, du mußt schon entschuldigen, dass ich jetzt schon Schluß mache. Ich hab heute Gelegenheit den Brief mit nach Steyr zu geben, denn bei uns liegt die Post oft tagelang. Ja du hast gar keine Ahnung in was für einen Platz wir sitzen. Hab dieser Tage von Inge Rieger ein Bild geschickt bekommen. Du wirst uns schon noch erkennen, so damenhaft sind wir noch nicht geworden. Nun noch alles Liebe und Gute von Tante (Oma Cerny) und Gretl.
Laß recht bald etwas hören."

Im Brief wird berichtet, dass die Fahrt von Gablonz bis Linz 8 Tage gedauert hat und sie anschließend fast zwei Monate lang zur Winterszeit in den Waggons wohnen mussten. In diesen Tagen stand der Zug irgendwo in der Tschechoslowakei, bis er endlich nach Österreich fuhr. Margarethe erzählte öfters, dass Oma in ihre Kleidersäume Goldmünzen eingenäht hatte, die ihnen das Besorgen von Lebensmitteln in dieser schlimmen Zeit ermöglichte. Es war quasi ihre Überlebensversicherung. Auch dürfte der Zug nicht die gesamten zwei Monate in Linz gestanden haben, sondern nach Steyr verbracht worden sein, weil die Schwiegermutter in ihrem Brief von Steyr schreibt, vor dem sie drei Mal standen. Das heißt, sie hätten in Wickendorf bei Losensteinleiten ein altes Häusl gefunden und wollten von ihrem Standort an der

Eisenbahn durch Steyr nach Wickendorf gehen, nur Eis und Schnee verhinderten das. Von Linz aus wäre das unmöglich gewesen.

Meine Schwiegermutter sprach praktisch nie von dieser Zeit. Sie verdrängte das und wollte das Bild vom schönen Gablonz nicht trüben. Nicht umsonst schrieb sie: „Wenn ich könnte, sofort würde ich wieder zurück." Erst durch den Brief, den Margarethe im Jahre 2019 vom Cousin ihrer Mutter, Gerhard Faltus erhielt, erfuhren wir die tragischen Details ihrer Vertreibung aus der Tschechoslowakei. Allgemein zerstreuten sich die Gablonzer in Deutschland oder Österreich nicht, sie bildeten Wirtschaftsgemeinschaften und strebten in gemeinsame Siedlungen, um ihre weltweit bekannten und begehrten Bijouteriewaren – darunter Christbaumschmuck – wieder zu erzeugen. So eine Gablonzersiedlung entstand auch in Enns. Gretis Oma und ihre Mutter zogen nach Enns und arbeiteten in der Gablonzer Genossenschaft.

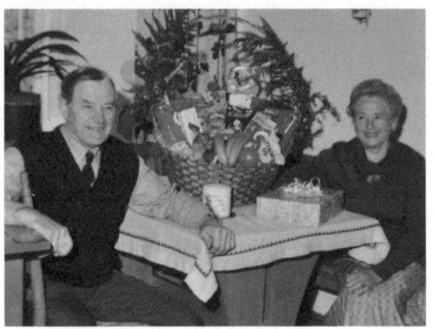

Wie kam mein Schwiegervater Franz Kainrath (ein geborener Waldviertler) nach Maria Laah in die Gemeinde Wolfern?
Die deutsche Armee marschierte 1938 in Österreich ein, Hitler machte es zur Ostmark des großen deutschen Reiches. Für den entstandenen Wehrkreis XVII mussten rasch Übungsräume geschaffen werden. Die Wahl fiel auf das im Waldviertler Zentralraum gelegene sogenannte „Döllersheimer Ländchen". Der Truppenübungsplatz reichte im Norden über Allentsteig hinaus bis in den Raum Göpfritz an der Wild, im Westen bis an die Stadtgrenze von Zwettl, im Osten bis in die Gegend um Neupölla und im Süden bis zur Kamp. Zwischen Juni 1938 und Dezember 1941 wurden in vier Phasen 6.800 Menschen aus 42

Ortschaften abgesiedelt. Anfänglich wurden noch entsprechende Ersatzhöfe mit etwa dem Vorbesitz adäquaten Grundstücken, Häusern, Wohnungen und sonstigen Liegenschaften beschafft. Im weiteren Verlauf der Umsiedlungsaktion glich man die zur Absiedelung bestimmte Bevölkerung unter großem zeitlichem Druck mit Geld ab. So erging es auch der großen Familie Kainrath aus der Ortschaft Heinreichs Gemeinde Döllersheim. Franz Kainrath, ein Cousin des Schwiegervaters vom Damböckgut in Neuhofen an der Krems, ebenfalls in Heinreichs geboren, erzählte, dass sie über das Waldviertel und Mühlviertel in die Gegend südlich von Linz reisten, um sich nach einem käuflichen Bauerngut umzusehen. Im Mühlviertel war nicht ein einziger Hof zu kaufen, zwischen Linz und Steyr gelang es schließlich. Viele Bauern dieser Gegend hatten in den schlechten Dreißigerjahren Schulden angehäuft und waren nun froh, zahlungskräftige Käufer für ihre Höfe zu finden. Vielen drohte Zwangsversteigerung. Das ist der Grund, weshalb viele Verwandte von Margarethe in dieser Gegend eine neue Heimat gefunden hatten. Jene, die zu spät dran waren oder zögerten, gingen leer aus. Das Deutsche Reich ermöglichte 1938 auch österreichischen Bauern, an einer Entschuldungsaktion teilzunehmen, was den Ausverkauf stoppte. Kainrath Engelbert und Maria, die Großeltern meiner Frau, kauften das Paulhubergut, einen passablen Betrieb mit gut 30 Hektar Ackerland mit fruchtbaren Südhängen in Maria Laah, nahe Losensteinleiten in der Gemeinde Wolfern. Die Oma von Greti erzählte, sie hätten seinerzeit genug Geld gehabt, einen zweiten Bauernhof zu kaufen, es war aber nichts mehr zu kriegen. Das Geld wurde schließlich durch die galoppierende Inflation und Umrechnung wertlos.

Margarethe Cerny lernte ihren späteren Gatten Franz Kainrath in Maria Laah kennen, ihre Wohnung lag in Wickendorf in derselben Pfarre. Der Kontakt riss auch nach ihrer Übersiedlung nach Enns in die Gablonzersiedlung nicht ab und so wurde 1952 in Maria Laah Hochzeit gefeiert. Am 10. September 1953 kam Greti zur Welt, 1955 Erna, 1958 Gerlinde und Franz der Hoferbe 1959.

ZWEITES KAPITEL

FÜR MICH UND ANDERE ARBEITEN.

Ideen, Projekte, Vorstellungen. Das große Ziel: finanzielle Unabhängigkeit. Ein Ende der Nutztierhaltung am Bachbauerngut. Draußen statt drinnen: Verkauf statt Verwaltungsjob. Gratulation zu einer Lebensstellung. Mitgliedschaft in der Freiwilligen Feuerwehr Ansfelden. Unterhaltsame und höchst dramatische Einsätze: Mit Feuereifer Maskenbälle ausrichten, bergen, retten, schützen bei den Sturmkatastrophen 1990 und dem großen Hochwasser im Jahr 2002. Sonnwendfeuer brandgefährlich.

Fremdbestimmte Arbeit hat mich nie wirklich gefreut; also alles, das unter Verpflichtungen fällt, was man angeschafft bekommt und sofort und wie gewünscht zu erledigen hat. Ich hab das oft mit innerem Groll getan, trotzdem aber mit Verantwortungsgefühl und Fleiß. Auch bin ich der Meinung, dass mir die Arbeiten immer gut von der Hand gegangen sind. Eigentlich war ich ziemlich erfolgreich und hätte mir als junger Mensch nie gedacht, als kleiner Bauernbub so viel erreichen zu können. Der Grund liegt wahrscheinlich darin, dass ich neben den Verpflichtungen als Angestellter meine Idee der finanziellen Eigenständigkeit (durch den Aufbau eines zweiten Standbeines) immer konsequent im Auge behalten und bei jeder sich bietenden Gelegenheit sofort umgesetzt habe. Bis heute habe ich diese Eigenschaft beibehalten. Oft sah ich in meiner Fantasie die geplanten Projekte fertig vor meinen Augen, als ginge ich schon in diesen Räumen spazieren. Das spüre ich immer sehr intensiv. Viele von den in mir geisternden Ideen musste ich allerdings wieder verwerfen, weil sie zu utopisch waren. Beim Psychotest, der vor meiner Anstellung bei der OÖ Versicherung stattfand, wurde mir bestätigt, dass ich ein überdurchschnittliches räumliches Vorstellungsvermögen habe.

Ich wollte die eingefahrenen Betriebszweige meiner Eltern unbedingt aufgeben: Viehhaltung mit regelmäßigen Verpflichtungen zur Stallarbeit, immer pünktlich tagaus und tagein ob bei Sonnenschein oder Regen, Wochen- oder Feiertag im Stall sein zu müssen, das widerte mich an. Noch dazu mit Gestank, Mist, Fliegen, Dreck und alles mitten im Dorf, das war nicht mein Ding. Organisieren, beraten, Konzepte erstellen, das interessierte mich.

Ich dachte deshalb eher an einen Posten in der Agrarabteilung der OÖ Landesregierung oder Landwirtschaftskammer, auch einen Verwaltungsjob bei Raiffeisen im Agrarreferat hätte ich mir gut vorstellen können, aber unter keinen Umständen Nutzviehhaltung. Nur: So wie ich mir das mit meinen 20 Lebensjahren ausmalte, war die Welt damals nicht gestrickt.

Seit Oktober 1973 stand die westliche Welt im Zeichen des ersten globalen Ölschocks. Die OPEC Staaten lieferten ihr Öl nicht mehr wie gewünscht auf den Markt, sondern drosselten bewusst die Produktion, um die westlichen Länder bezüglich ihrer Unterstützung Israels anlässlich des Jom-Kippur-Krieges unter Druck zu setzen. Der Preis stieg um ca. 70 %. Die Folge war eine massive Wirtschaftskrise mit Arbeitslosigkeit und Insolvenzen. Super! Und ich musste jetzt mitten in dieser Misere im Frühjahr 1975 nach dem Ableisten des Militärdienstes meinen ersten Job suchen. Meine schüchternen Anfragen wurden überall mit Nein beantwortet und mit Aufnahmestopp begründet. Ich hatte keine klare Vorstellung, wie ich vorgehen sollte, war ganz auf meine Eltern angewiesen und musste mich voll und ganz auf sie verlassen.

Frisch vom Bundesheer abgerüstet, half ich mangels möglicher Alternativen zu Hause am Bauernhof mit. Immer um den ersten Mai herum ließ sich Dr. Ernst Kolm, ein Schulkollege aus der Volksschulzeit meines Vaters in Neuhofen an der Krems, beim Bachbauern blicken, weil er die Kulturen über den Feldanbau für die Hagelversicherung aufnahm. Diesen alten Schulfreund fragte mein Vater, ob die damalige OÖ Landesbrandschaden Versicherung Mitarbeiter aufnehmen würde, der Alois suche nach der Schule eine Arbeitsstelle. Dr. Kolm gab dieselbe Antwort wie alle anderen auch: „Es herrscht Aufnahmesperre!" Aber er könne ja mal den Zentralinspektor Josef Obermüller anrufen, vielleicht werde doch ein Hilfsinspektor im Außendienst aufgenommen. Was dieser zur Antwort gab, ist mir nicht bekannt, aber ich konnte ja mal ein Bewerbungsschreiben schicken. Auf meine Bewerbung rührte sich von Seiten der Versicherung sechs Wochen lang nichts. Mir blieb nichts anderes übrig, als persönlich nachzufassen. Beim Anruf hatte ich einen ziemlichen Bammel. „Es ist noch keine Entscheidung getroffen", so Josef Obermüller, der Chef des Außendienstes, und ich würde schon eine Antwort erhalten. Dann nach einer Woche eine Reaktion: Ich solle zu einer Vorsprache beim Vorstandsdirektor Dr. Helmut Karigl in die neu erbaute Zentrale der OÖ Landesbrandschaden in die Gruberstraße 32 nach Linz kommen. Ich dürfte einen guten Eindruck hinterlassen haben, denn mit 7.7.1975 wurde ich als „Hilfsinspektor" in den Außendienst eingestellt. Ich war erleichtert! Nur dachte ich: Ich schau' mir das einmal an, wer weiß, ob mir das wirklich behagt. Doch beim ersten Gespräch mit Josef Obermüller sagte er, ich sei bei der OÖ Landesbrandschaden aufgenommen und gratulierte mir zu meiner neuen Lebensstellung. Über diese Aussage war ich innerlich etwas verblüfft, freundete mich mit diesem Gedanken dann aber doch an, und blieb bis zur Pension Versicherungsvertreter im Außendienst. Als Lebensstellung.

Florianijünger aus Tradition.
Die Pfarrchronik Ansfelden berichtet:

„Jäher Tod. Montag den 30. Juli 1900, wurde Franz Pollhammer, Bauer am hiesigen Bachbauerngute im Alter von 45 Jahren unter großer Beteiligung begraben. Derselbe starb freitags um halb 11 Uhr Abends an Herzschlag so plötzlich, daß wohl der eiligst herbeigeholte Arzt noch

einigen Beistand leisten konnte, jedoch der Priester den Sterbenden nicht mehr erreichte. 9 Uhr Abends saß der Mann noch auf der Gartenbank sonst gesund, ein leichtes Unwohlsein veranlaßte ihn, sich sodann zur Ruhe zu begeben. Wohl litt er an einem langjährigen Herzleiden, das sich im Vorjahre gelegentlich der Ausfahrt der Feuerwehr zu einem Brande nicht wenig verschlimmert hatte, indes einen so jähen Tod hatte wohl niemand geahnt. An ihm trug auch unsere Feuerwehr ihr erstes Mitglied zu Grabe seit ihrem Bestande. Alles schätze ihn als einen christlichen, friedliebenden und verständigen Mitbürger und Nachbarn und man ehrte ihn auch dementsprechend im Tode."
(Anmerkung: lt. Originaldokument in „alter" Rechtschreibung)

Auch mein Vater war Mitglied bei der Freiwilligen Feuerwehr Ansfelden, und so beschloss ich 1976, gemeinsam mit mehreren Freunden, der Wehr beizutreten. Ich wollte die Tradition am Bachbauerngut fortsetzen. Ziemlich militärisch und zackig stellte man sich dort auf: Übungen wurden einmal im Monat abgehalten, die immer nach einer strikten Ordnung abliefen. Es hatte den Anschein, dass der militärische Geist noch intensiv mitschwang. Antreten und Befehlsausgabe! Disziplin und Ordnung waren oberstes Gebot. Auch Exerzieren wurde geübt, um bei Aufmärschen ein sauberes und „ordentliches" Bild abzugeben. Im Anschluss an die Übung hielt man die Monatsversammlung ab, zuerst in Gasthäusern, dann im neuen Schulungsraum des Feuerwehrhauses. Man war stolz, vom Bürgermeister eine Genehmigung zur Adaptierung im Gemeindehaus erhalten zu haben. Die Arbeiten führten wir selber aus.

Als eine Nummer für sich habe ich den Schriftführer, unseren Rauchfangkehrermeister, in Erinnerung: Er war mir sehr sympathisch, weil er einen besonderen Humor ausstrahlte. Ich staunte nicht schlecht über seine Trinkfestigkeit. Immer wenn er bei uns zu Hause den Kamin und Ofen kehrte, bekam er eine Halbe Most, bei der er ziemlich stark anzog. Ich dachte, wenn der bei jedem Kunden so ansaugt, dann „Grüß Gott".

Durch die Mitgliedschaft bei einer Feuerwehr nimmt man in erster Linie die freiwillige Verpflichtung auf sich, anderen Menschen aus der Not zu helfen. Anders wäre ein so perfekter Hilfsdienst gar nicht möglich. Gleich in den ersten Jahren besuchte ich den Grundkurs und lief bei der Bewerbsgruppe mit. Als Kraftfahrer der Führerscheinklasse C durfte ich mit dem alten Rüstwagen Marke Mercedes (Baujahr 1940) fahren. Es war ein erhebendes Gefühl, als Lenker mit der Mannschaft und dem Oldtimer zu den Bewerben zu fahren. Das Fahrzeug stand dank liebevoller Pflege durch den Zeugwart zu dieser Zeit noch voll im Einsatz. Was sich im Laufe der Jahre an Spezialgerätschaften angesammelt hatte und welche Aufgaben bei Einsätzen zu bewältigen waren, war schon phänomenal.

Mit der Bereitschaft, im Jahr 1987 die Funktion des Schriftführers zu übernehmen, zog ich mich aus der Teilnahme bei Einsätzen etwas zurück und fuhr weniger aus. Mir war wichtig, das Mitgliederbuch (noch aus Gründertagen) aktuell zu halten, die Protokolle ordentlich zu führen, Einladungen zeitgerecht auszuschicken und den Jahresbericht zu erstellen; das alles war Arbeit genug. Auch begann ich mit der Feuerwehr-EDV bei null; ich legte eine Mitgliederdatei an, um wenigstens Serienbriefe drucken zu können. Das war schon eine große Hilfe.

Nach der Wahl des neuen Kommandos 1987 war die Ausrichtung des 80-Jahr-Gründungsfestes zu stemmen. Es sollte ein großes Ereignis mit Festzelt und Festakt werden. Als Schriftführer hatte ich die Aufgabe, mich um die Erstellung einer Festschrift zu kümmern. Ich fragte Gerhard Raab, einen Grafiker im Ort,

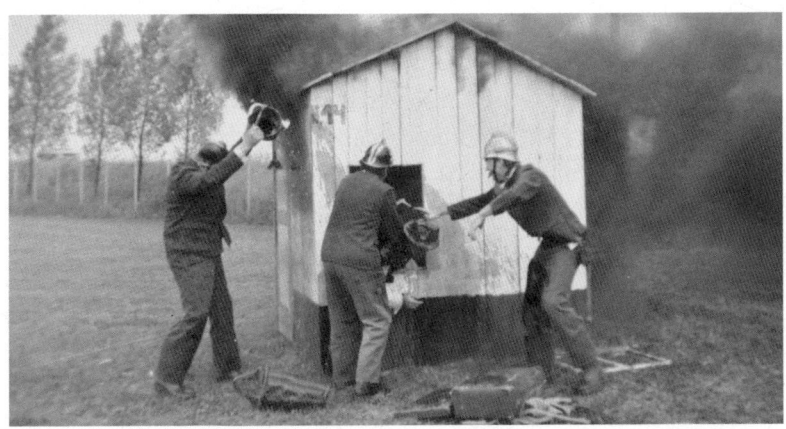

der neben dem Bruckner Geburtshaus wohnte, ob er die Gestaltung übernehmen könnte. Ich lieferte dazu Texte, organisierte Fotos und zeichnete einige Feuerwehrkarikaturen.

Beim großen Dreitagesfest mit Umzug und Festakt stellten wir eine historische Brandszene nach, bei der sich unser Nachbar Karl Dolzer (von allen Stalin genannt) in der Hütte als Wilderer versteckte und während der Aktion aus dem Fenster klettern sollte, was bei der Generalprobe bestens funktionierte. Bei der Aufführung zündete Stalin eine Rauchpatrone und wartete etwas zu lange, bis er endlich aus dem Fenster kroch. Ich war schon ziemlich aufgeregt, weil ich einen Unfall mit Personenschaden fürchtete. Sein anschließender Hustenanfall war auf keinen Fall gekünstelt. Gott sei Dank ist nichts passiert. Die Zuschauer bemerkten nichts davon, dachten wohl „gut gespielt", und es wurde viel gelacht. Uns Akteuren hat es genausoviel Spaß gemacht. Alles in allem ging das Feuerwehrfest mit großem Erfolg über die Bühne.

Nach 10 Jahren als Schriftführer musste ich mich aus Zeitgründen mehr zurückziehen, denn ich hatte mich für die neuen Aufgaben im Stadtrat entschieden. Natürlich hielt ich der Feuerwehr als Mitglied die Treue.

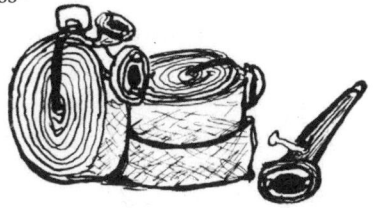

Wie entstand der Feuerwehrmaskenball im Gasthaus Stockinger? Bei einer Monatsversammlung kam die Rede auf den alljährlichen Feuerwehrball, der etwas unter Besucherrückgang litt. Ich schlug vor, anstelle des aus meiner Sicht schon etwas angestaubten Uniformballes doch einen Maskenball zu veranstalten.

Der Maskenball würde „Tausendundeine Nacht" heißen, und die Besucher sollten Kostüme anziehen, die diesem Motto entsprachen. Mein Team und ich fertigten orientalische Dekorationen an, Freund Hans Haberl, der Gerichtsmediziner, zeichnete dazu eine witzige Einladungskarte, Helmut Steindl vermittelte mich zum ihm bekannten persischen Teppichhändler Mesgarzadeh, der im Ballsaal Stockinger am Nachmittag vor dem Ball eine Teppichausstellung abhalten soll-

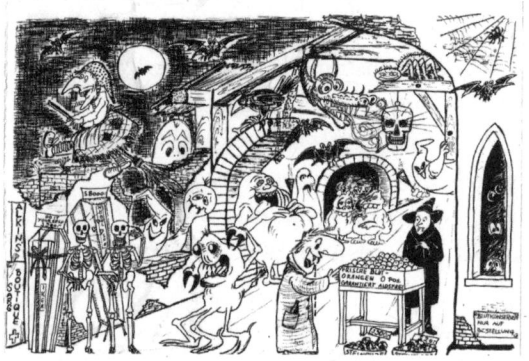

te. Ich organisierte Trockenfrüchte und orientalische Düfte. Cekmen Mehmet grillte Döner (damals bei uns noch unbekannt), und im Clubraum des Hauses Stockinger dekorierten wir eine Haremsbar mit Diwanlager. Die (durch ihre witzigen Karikaturen sehr werbewirksame) Einladungskarte verteilten die Haussammler bei den jährlich stattfindenden Feuerwehrsammlungen. Alles in allem war der Ballsaal auf das Feinste wie aus dem Märchen Tausendundeine Nacht ausgestaltet. Er wurde ein riesiger Erfolg, das Stockinger Wirtshaus war bummvoll, und es herrschte eine super Stimmung. Getanzt hat man bis um 4 Uhr früh, das Diwanlager war der große Hit. Heute noch erinnern sich unsere Freunde gern an diese außergewöhnliche Veranstaltung der Feuerwehr. Im Jahr darauf blies man den Uniformball ab, der Orientball wurde wiederholt.

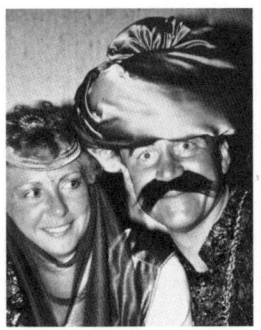

Dann wechselten wir das Thema. Für zwei Jahre machten wir auf „Total verrückte Strandparty" und schließlich noch zwei Jahre „Spukschloss Stockinger". Ich erinnere mich, dass wir bereits im Winter mit der Herstellung der Dekoration starteten: Am 1. Jänner spritzten wir mit einer Farbpistole einen 17 Meter langen Palmenstrand auf Rollwellpappe zur Dekoration der Fensterfront. Statt Sand schütteten wir Sägespäne auf den Saalboden und dekorierten ihn mit Badeutensilien. Wir räumten einige Sessel und Tische weg, weil sich die Ballgäste auf den Boden setzen sollten, um ein möglichst realistisches „Sandstrandfeeling" zu erleben. Auch die „Ibiza Bademodenschau 91" um Mitternacht sorgte ordentlich für Partystimmung. Für das Thema „Geisterstunde im Spukschloss - Gruselruine Petersberg – vormals Stockinger" sammelte Falkner Bettina intensiv ein ganzes Jahr lang gebrauchte schwarze Strumpfhosen. Daraus fertigte sie Spinnennetze vom Boden bis zur Decke. Aus aufgeblasenen Luftballons, die sie mit Pappmache überzog, wurden Spinnen, die gruselig aus den Netzen tanzten. Die Deko präsentierte sich dank Bettina wieder von der feinsten Seite. Anstelle Diwanlager nannten wir die Bar Burgverlies und kredenzten frische Blutorangen. Schon die Einladungskarte sorgte wieder für größte Neugierde und ließ auf einen vollen Ballsaal hoffen. Wir zierten sie mit folgendem Spruch:

Geister Spuk und Hexenbesen,
Gruselmonster Fabelwesen.
Zaubertrank und Rattenblut,
Augen funkeln rot wie Blut.
Fledermäuse flattern durch die Nacht,
Blut gibt den Vampiren Kraft.
Knoblauch bitte nicht vergessen,

sonst wirst du vom Vamp gefressen.
In der Ecke siehst du ein Geripp vermodern,
unterm Dach die Hexenfeuer lodern.
Von Alchimisten lernst du Zaubersprüche,
spielen darfst du in der Heckenküche.
Geheimnisvolle Schriften kannst lesen,
komm und sag: „Dabei gewesen!"

Auch der Gastwirt Sepp Stockinger, der höchst kooperativ war, hatte seine Freude mit diesem Feuerwehrmaskenball. Nach der zweiten Strandparty sagte er zu mir: „Mehr geht nicht mehr!" Und das will etwas heißen, wenn ein Wirt eine solche Äußerung tut. Nach sechs Bällen als Organisationsleiter legte ich die Verantwortung in jüngere Hände. Eines darf ich mir aber auf die Fahnen heften: Das waren sicher die umsatzstärksten und bestbesuchten Bälle der Feuerwehr. Auswärtige Vereine wurden auf uns aufmerksam und holten sich Tipps, auch sie wollten ihre Räume nach unserem Vorbild dekorieren und liehen sich sogar unsere Utensilien aus. Neben dem großen wirtschaftlichen Erfolg und dem Imagegewinn für die Feuerwehr haben mich allerdings am meisten die Teamarbeit und der Feuereifer gefreut, mit dem die Vorbereitungsarbeiten ans Werk gegangen sind. Auch dieses ehrenamtliche Engagement war eine Fruchtfolge meiner schöpferischen und tatkräftigen (Selbst-) Sicherheit.

Sturmkatastrophe am 26. Februar und 1. März 1990.
Im Winter 1989/90 richtete eine Serie von Sturm- und Orkantiefs in vielen europäischen Staaten Schäden in Milliardenhöhe an. Rund 200 Menschen kamen ums Leben. Oberösterreich und auch Ansfelden wurden am 26. Februar und am 01. März 2002 massiv erwischt. Besonders am 1. März knickten die Wälder massenweise ein, und es flogen Ziegel oder gleich ganze Dächer von den Häusern. Stadel fielen um, Obstbäume wurden entwurzelt. Wir Versicherungsleute waren nur mehr mit dem Schreiben von Schadensmeldungen beschäftigt. Dieses verheerende Sturmereignis war aber nicht nur regional begrenzt, sondern im gesamten Bundesland Oberösterreich eingetreten. Wie sollten wir die Schadenserhebungen nach dieser Katastrophe schaffen? Jeder wollte zuerst drankommen, die Ressourcen waren nicht darauf ausgelegt. Die Sachverständigen legten Sonderschichten ein, kleinere Schäden wurden vom Schreibtisch aus zur überwiegenden Zufriedenheit der Kunden in Serie abgearbeitet. Nach einem halben Jahr waren die meisten Schäden behoben, nicht jedoch in den Wäldern. Auch bei

meinen Schwiegereltern in Maria Laah lag ein Hektar bester Fichtenbestand kreuz und quer am Boden. Besonders gefährlich stellte sich das Aufarbeiten heraus, da die Bäume in sich massiv verspannt waren und beim Abschneiden oft unkontrolliert fielen. Als ob der Schaden noch nicht groß genug gewesen wäre, vernichtete im Mai ein Hagelkatastrophe manche Felder bis zu 100%, und Eisklumpen in Knödelgröße durchschlugen selbst neue Dächer. Digitalkameras, mit denen man heute Schäden sofort und gut dokumentiert, waren damals noch nicht erfunden und so musste vieles auf Treu und Glauben zur Kenntnis genommen und erledigt werden. Hier zeigte sich die Qualität einer Versicherung besonders.

Hochwasser am 14.08.2002 in Ansfelden.
Ich dachte schon, die Hochwasserkatastrophe sei vorbei und ärger als im Waldviertel könne es doch einfach nicht mehr kommen! Der Kamp Stausee in der Nähe von Ottenstein war im Sommer 2002 gut gefüllt, als es Anfang August im Nordosten Österreichs heftig und ununterbrochen zu regnen begann: 180 mm Niederschlag in zwei Tagen! Niemand konnte sich vorstellen, dass dieser Stausee jemals überlaufen könnte. Die verantwortlichen Warte erkannten aber die gefährliche Lage und öffneten am 12.08.2002 noch vorher die Schleusen und ließen die Flut über das Kamptal strömen, was zu enormen Schäden in den angrenzenden Orten führte. Auch sonst verzeichnete man in Niederösterreich verheerende Überschwemmungen. Aber das Italientief ließ nicht locker, drehte sich nach Oberösterreich weiter und entlud seine nasse Ladung über uns, „es schüttete aus allen Schaffeln" und besonders intensiv im Kremstal, was zu einem massiven Anschwellen der Krems führte. Die Welle rollte von Kremsmünster, Kematen, Neuhofen, Nöstlbach nach Ansfelden bis zur Traun. Allein in Ansfelden standen 500 Häuser unter Wasser. Der Wasserschwall aus dem Oberlauf überflutete die Nettingsdorfer Papierfabrik und riss riesige Mengen Holzstifte aus der Papierproduktion mit sich. Die Krems trat bereits mittags an der Autobahn über den Damm und flutete den ganzen langen Nachmittag

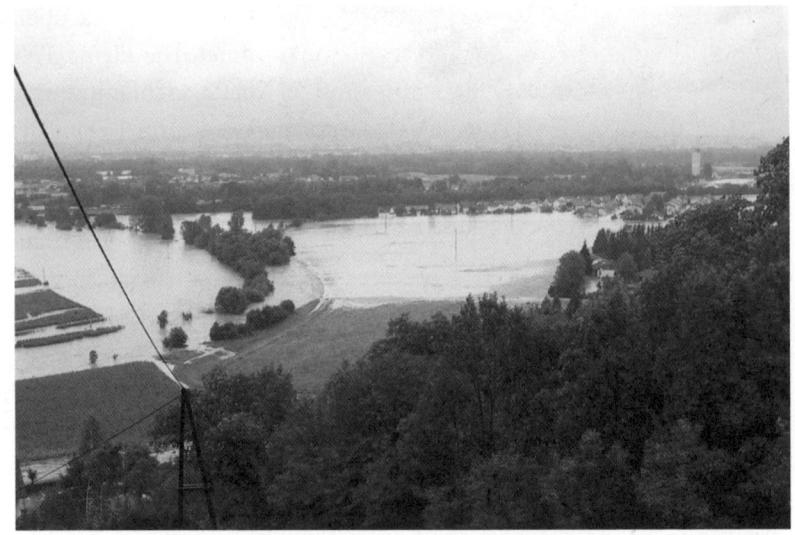

die Redersiedlung. Viele Bewohner wollten nicht glauben, dass sie ihre Häuser verlassen mussten. Doch es half nichts, und die letzten Menschen wurden noch mit Zillen von der Feuerwehr gerettet. Ich fuhr zu diesem Zeitpunkt im Außendienst mit dem Auto durch die Gemeinde Ansfelden und hielt entscheidende Szenen mit der Kamera fest. An einen Versicherungsabschluss war ohnehin nicht mehr zu denken. Um etwa 19 Uhr gelang mir ein Foto vom Petersbergerberg aus, als die Krems rechtsseitig unterhalb der Stockinger-Wirt-Wiese geradeaus den Damm über der ganzen Länge bis zur Autobahnunterführung in das Hofmannfeld flutete. Man erzählte in den Tagen danach, ein Dammbruch an der Krems wäre an diesem Desaster schuld gewesen, aber die Krems schwappte lange Zeit hoch über die Dammkrone drüber, ehe in der Nacht zum Höchststand ein Stück des Dammes durchbrach. Als das Becken der Redersiedlung gefüllt war, breitete sich der Strom Richtung Ansfelden aus, weil das Wasser – bedingt durch den Autobahndamm – nicht in Richtung Traun nach Audorf in die Traunau abfließen konnte und sich somit auf Ansfeldener Seite Richtung Autobahnknoten Linz ergoss. Sogar die Bäckerei Zabern in der Hai-

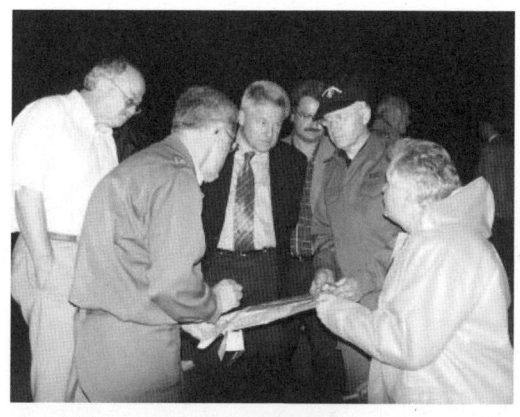

derstraße wurde überflutet. Die Firma TAB hatte Schlamm und Wasser im Keller, der mit Elektronikbauteilen in Millionenwert gefüllt war. Der Baumarkt Hornbach standen bis zu 160 Zentimeter unter Wasser. Auch der Friedhof Ansfelden blieb nicht verschont. Die Wassermassen wälzten sich schließlich über unsere Felder bis nach Unterfreindorf und vermurten die Häuser. Bei jenen, die vom Schlamm verschont geblieben waren, drang nun das steigende Grundwasser durch die Fundamente und Wände in die Keller ein. Der gesamte Autobahnknoten Linz stand bis zu zwei Meter hoch überflutet. Autofahrer wurden von Autodach aus befreit. Gegen Mittag des 13.08.2002 beschloss ich, mir Urlaub zu nehmen und bei der Feuerwehr permanent einzurücken. Überall herrschte Chaos. In der Redersiedlung stand das Wasser für mehrere Tage wie in einem See gefangen und konnte nicht abfließen. Hektische Nervosität kam auf, weil niemand mit dem Aufräumen beginnen konnte. Schon zeichneten sich die enormen Schäden an den Häusern ab, es war alles abgesoffen. Das Wetter stellte sich auf Sonnenschein um, und die Aufräumarbeiten begannen. Ich half bei der Einteilung der zu Hilfe gekommenen Fremdfeuerwehren mit und brachte sie zu ihren Einsatzgebieten. Auch organisierte ich über die Bauernschaft einen

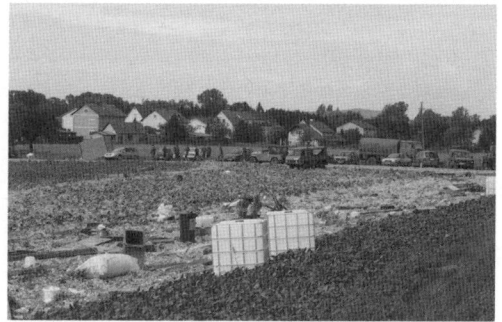

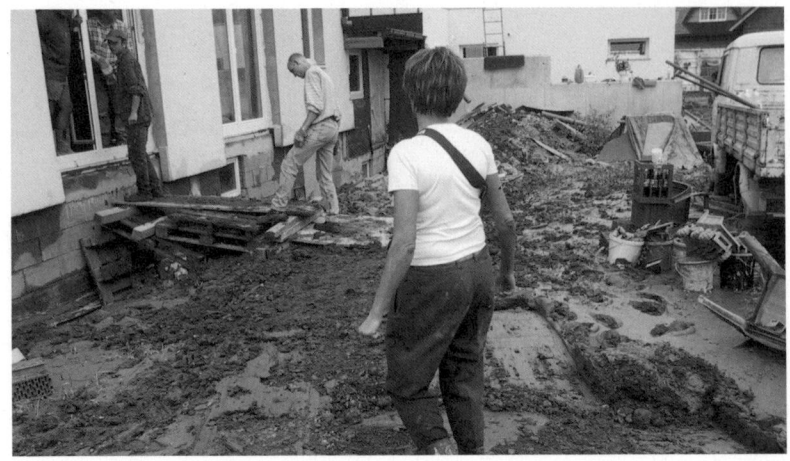

Hilfstrupp für betroffene Bauern. Bewaffnet mit Hochdruckreinigern und Schaufeln befreiten wir die Bauernhöfe vom zurückgebliebenen Schlamm. Als wir nach einigen Tagen damit fertig waren, suchten wir das Haus eines Elektrikers im Laahfeld gegenüber der Zimmerei Traussner auf, das leer stand. Die Besitzer waren auf Heimaturlaub in Kroatien. Ihre Nachbarin, Frau Pointner, und ich hatten beschlossen, das Haus des Elektrikers gemeinsam mit der Bauerntruppe zu öffnen und zu reinigen. Wir räumten alles aus und stellten quasi den Rohbauzustand her. Sämtliche Möbel, Kleider, Böden und lose Gegenstände warfen wir auf einen Haufen vor dem Haus. Geschirr, brauchbaren Hausrat und Kleider verteilten wir bei nicht betroffenen Familien zum Reinigen und Trocknen. Als der Elektriker mit seiner Familie aus seiner Heimat zurückkehrte, fanden er und seine Familie zwar ein leeres Haus, einen riesigen Berg Sperrmüll, aber die gewaschene Wäsche und den geretteten Hausrat vor.

Sie waren für die Arbeit der Bauernschaft sehr dankbar. Allgemein herrschte eine große Hilfsbereitschaft unter der Bevölkerung. Für die betroffenen Bewohner war die Lage sehr schwierig, denn viele mussten auswärts schlafen, teilweise in Turnsälen im ABC oder bei Verwandten und Freunden.

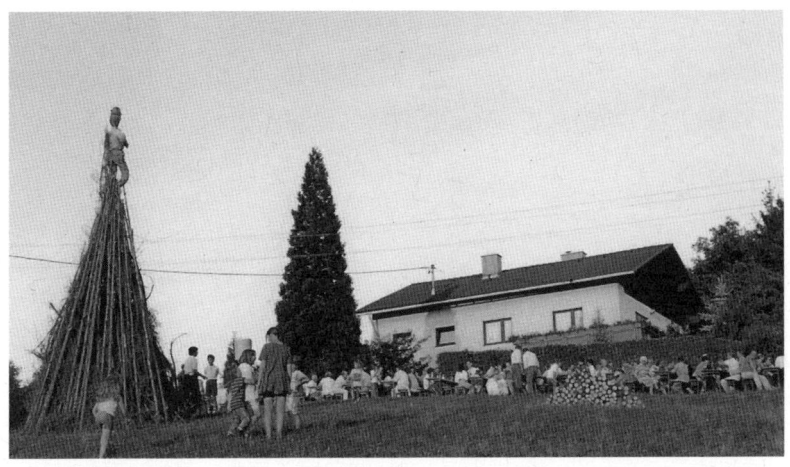

Sonnwendfeuer brandgefährlich.
Der pensionierte Vizeleutnant, Konsulent Helmut Roth, engagierte sich sehr für die Volkskultur, gründete die Volkstanzgruppe Ansfelden und führte das Maibaumaufstellen und den Brauch des Sonnwendfeuers in Ansfelden wieder ein. Zu diesem Zweck stellte ich ihm die Wiese im Ort, unseren „Brunnerberg", zur Verfügung. Das gespendete Holz transportierte ich mit Traktor und Anhänger herbei, und Helfer aus Volkstanzgruppe und Singkreis richteten es auf unserer Wiese auf. Rechberger Sepp, ein Nachbar, brachte besten Most zur Labung, andere eine Jause, und so wurde am Vorabend schon gründlich gefeiert. Am Tag der Sonnenwende zogen die Mitglieder der Volkstanzgruppe bei eintretender Dunkelheit mit Fackeln über den Hang hinauf und entzündeten das Feuer. Die Tanzlmusi des Singkreises spielte auf, und es wurde ein unvergesslicher romantischer Abend. Dieser nette Brauch sprach sich schnell herum, und die Besucherschar vergrößerte sich von Jahr zu Jahr und das Feuer mit ihr. Es war beim dritten Sonnwendfeuer. Man brachte jede Menge Paletten, stapelte sie zu einem großen Haufen, lehnte genug Stangen herum und flocht sogar noch grüne Birken von der Fronleichnamsprozession in den Haufen ein, was uns zum Verhängnis wurde. Beim Anzünden streben die Flammen rasch in die Höhe, nahmen Teile

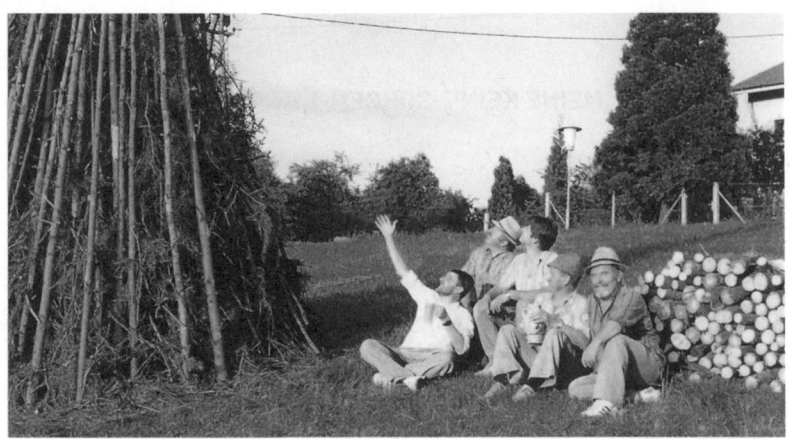

V.l.n.r.: Dr. Hans Haberl, Sepp Rechberger. Otmar Deutschmann, Hans Spießmayr und Konsulent Helmut Roth

von dem frischen Laub glühend mit in die Höhe, welche sich gleich darauf über die Thujenhecke des Nachbarn senkten und sie in Brand steckten. Dank Präsenz der Ansfeldener Feuerwehr konnte größerer Schaden verhindert und der Entstehungsbrand rasch gelöscht werden. Mir war schon etwas mulmig bei der Sache, schließlich war ich als Grundbesitzer in einer gewissen Weise mitverantwortlich. Als ich zum Nachbarn ging, um mich zu entschuldigen, kündigte ich gleich eine Verlegung des Feuers hoch über dem Himmelreich beim Holzner Schmied an. Die Nachbarin war sichtlich erleichtert, denn auch sie lief mit ihrem Spritzkrug auf den Balkon umher, um einen Brandausbruch zu verhindern.

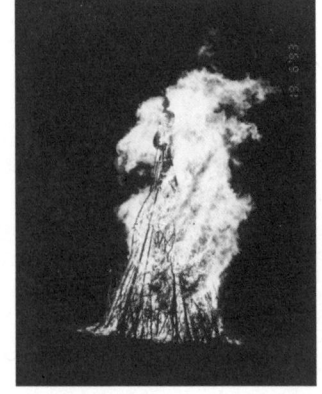

Der Brauch des Sonnwendfeuers entwickelte sich immer mehr zu einer Großveranstaltung ... bis Helmut Roth von der Volkstanzgruppe nach einem neuen Veranstalter suchte. Mit meiner Hilfe wurde das Fest erfolgreich an die Sportunion Ansfelden übertragen.

DRITTES KAPITEL

MEINE KEINE-SORGEN-KARRIERE.

Das Versicherungsgeschäft ist eine Laufbahn im wahrsten Sinn des Wortes. Die ersten Schritte. Aufbau eines eigenen Kundenstocks. Sicherheit verkauft sich gut. Mein Werdegang in der Oberösterreichischen. Interview mit dem Kollegen Wolfgang Müller. Praxis ist die Universität des Lebens. Gemütliche Runden bereiten das Feld. Ausländer und ihre Lebensgeschichten: Verstehen verbindet, Verbindung versichert. Interview mit Endrita Neziri-Zolota. Alois Rogl international. Freundschaft geht durch den Wagen. Interview mit Renate und Markus Winkler. Schadensfälle sind Glücksfälle für das Stärken der Kundenzufriedenheit. Auch Zufälle bringen Geschäft, wenn man bereit dazu ist.

Versichern ist eine Laufbahn. Schritt für Schritt.
Man muss tatsächlich viel „laufen", wenn man in diesem Geschäft Karriere machen will. Aber der Charakter einer Karriere steckt ja schon in der Herkunft und in der Bedeutung dieses Wortes:

Im Lateinischen war die via carraria noch ein rumpeliger Karrenweg, sie wurde dann zum trickreichen Rundkurs im Circus Maximus im alten Rom, und die Franzosen haben schließlich die eigentliche Rennbahn daraus gemacht und die schnellste Gangart des Pferdes, den gestreckten Galopp. Wenn man das weiß, kann man sich darauf einstellen. Deshalb muss man sich vor dem Start ganz genau anschauen, vor welchen Karren man sich spannen lässt.

Die ersten Schritte meiner Versicherungslaufbahn
Nachdem ich bei der Versicherung aufgenommen war, fuhr ich mit der bangen Frage, was mich da wohl erwarten würde, Anfang Juli 1975 zum ersten Mal in die komplett neu errichtete Zentrale der OÖ Landesbrandschaden nach Linz in die Gruberstraße 32.

Sie war 1974, also erst ein Jahr zuvor, komplett neu bezogen worden. Über allem, im modernen Stil aus Beton und vorgehängter Glasfassade errichteten Direktionsgebäude, schwebte noch der Geruch des Neuen, und die Mitarbeiter waren selbst auch noch in der Eingewöhnungsphase. Die Architekten hatten dem Zeitgeist entsprechend tolle Großraumbüros geschaffen mit Fenstern, die man nicht öffnen konnte, und modernsten Klimaanlagen. Bei einem späteren Umbau wurden wieder Wände eingezogen, die revolutionäre Idee der 70er Jahre hatte sich überholt, auch die Fenster konnte man wieder öffnen.

Es gab noch keine Lebensversicherung, die erst 1977 eingeführt wurde, und in diesem Jahr wurde der Name „Brandschaden" aus dem Schriftzug entfernt. Mit dem Aushängeschild einer kundenorientierte Zentrale und einem neuen Logo konnte das moderne Zeitalter der OBERÖSTERREICHISCHEN beginnen.

Nach der Führung durch das Haus und der Vorstellung bei den Mitarbeitern, musste ich als erstes die Versicherungsgrundlagen – sprich Bedingungen – genau lernen und erhielt dazu persönlichen Einzelunterricht beim Schulungsleiter Anton Bohaumilitzky. Bei voller Konzentration saß der Lehrstoff auf Anhieb perfekt. Im Anschluss daran war ich noch zirka zwei Monate in der Tarifierungsabteilung und los ging es in den Außendienst zu den Schulungsinspektoren. Das Programm wurde abgekürzt, und ich wurde nach ein paar Wochen bereits zu nebenberuflichen Vertretern geschickt, um sie zu unterstützen. Man gab mir Vorschusslorbeeren, weil man offenbar der Meinung war, dass ich das schaffen würde. Meine Kenntnisse bezogen sich auf Versicherungstarife und die Berechnung der Prämien, und auch das „Versicherungschinesisch" hatte ich intus. Verkaufstraining, Motivation, Kontrolle waren damals noch kein Thema. Ich lernte

aber sehr schnell, wo alles gut lief, und wo weniger. Bei meinen Einsätzen im gesamten Bundesland bemerkte zu meiner Verwunderung, dass zwischen den oberösterreichischen Regionen extrem starke Mentalitätsunterschiede herrschten:
- Im Mühlviertel spürte ich Gemütlichkeit gepaart mit Sparsamkeit; aber auch Fleiß und Veränderungsbereitschaft.
- Im Innviertel eine gewisse Lockerheit mit bayerischem Einschlag und mit dem Hang, alles ziemlich direkt herauszusagen.
- Im Zentralraum waren die Leute offener mit einem Mix von allem und je näher man zu den Bergen kam, desto „schwieriger" wurden die Leute. Irgendwie ist das für mich noch heute spürbar.
- In den Kalkalpen sind die Leute nun mal „steiniger".

Eine Anfangserfahrung aber ließ mich aber fast verzweifeln, und das kam so: Für einen Linzer Inspektor mit einem sehr großen Kundenstock sollte ich abgelaufene Verträge erneuern und auf die neuen Konditionen und Tarife umstellen. Eigentlich keine große Herausforderung, dachte ich, und zog in der Stadt los. Doch jetzt stellte sich meine Unerfahrenheit im Verkauf ganz brutal heraus. Fachliche Qualifikation ist das eine, aber Termine zu bekommen, ist das andere. Das hat übrigens bis heute Gültigkeit.

Ein Verkäufer muss wissen, wann und wo er seine Kunden erwischen kann und wie sie mental ticken, da nützen „Ablaufkarten" gar nichts. Davon hatte ich natürlich zu diesem Zeitpunkt keine Ahnung. Und so wurde ich bereits an der Sprechanlage wie ein Hausierer abgewiesen oder es war von vornherein niemand zu Hause. Komplett zermürbt meldete ich mich am nächsten Morgen in der ORG Leitung, knallte die Tasche auf den Tisch und schimpfte wie ein Rohrspatz.

Peter Weibold erkannte den Ernst der Lage und organisierte für mich Termine, indem er den Kunden einen Brief mit Terminvorschlägen schrieb. Das war für mich der Knackpunkt und zugleich die Chance das Gelernte einzusetzen. Eine wichtige Erfahrung.

Besonders aufgefallen ist mir damals schon, dass zwischen den Mitarbeitern im Innendienst und Außendienst ebenfalls ein großer Mentalitätsunterschied herrschte:

Einerseits die Offenheit der Vertreter mit ihrem eher forschen und bestimmenden „Gerader-Michel-Stil", die mit ihrer Meinung keinesfalls hinter dem Berg hielten. Mir hat das sehr gefallen, und ich habe mich schnell in dieser Rolle wiedergefunden und diese Eigenschaft angenommen. Nicht nur zu meinem Vorteil!

Umso ruhiger und bedächtiger zeigten sich die Kollegen im Haus. Es ist nun einmal so, dass die Arbeit auf den Charakter abfärbt.

Nachdem ich die ersten „Türöffner" kennengelernt hatte, lief es halbwegs passabel. In die Aufgabenstellung eines „Springers", der einmal da und einmal dort eingesetzt wurde, wuchs ich schnell hinein. Es war einfach spannend, jeden Tag neue und unvorhersehbare Erlebnisse zu haben und viele verschiedene Leute kennenzulernen. Ich lernte schnell und entwickelte einen „starken Zug zum Tor". Mein Fixum war sehr gering, und ich musste Abschlüsse bringen, damit netto mehr im Sackerl steckte. Immer wieder haben ältere Kollegen vertrauensvoll – und vielleicht auch tröstend – zu mir gesagt: „Aus jedem Springer ist noch immer ein guter Gebietsleiter geworden." Auch konnte ich so manchen vielversprechenden Tipp für einen neuen Mitarbeiter in der Zentrale abgeben.

Viereinhalb Jahre machte ich das Geschäft in dieser Form, dann übernahm ich einen Teil des Gebietes Linz Land mit fixen Vertretern. 1983 wechselte ich in den Gerichtsbezirk St. Florian und blieb dann bis 1998 in dieser Funktion.

Aufbau eines eigenen Kundenstocks.
Meine Frau wurde als gemeinsame Mitarbeiterin im Außendienst von der Firma abgelehnt, und so konnte und musste ich meinen Versicherungsverkauf ganz nach meinen Vorstellungen anlegen. Wir beide gemeinsam im selben Unternehmen? Wer weiß, ob das gut gegangen wäre ...

1998 habe ich noch sehr gut in Erinnerung. Eine große Umorganisation in der Außendienststruktur sah die Auflösung der Gebietsleiter vor. „Mehr Indianer als Häuptlinge", die Devise. Das System hatte sich zwar bewährt, aber die Gebietsinspektoren waren zu selbständig geworden. Man wollte anstelle eigenwillig-individuell arbeitender Gebietsleiter in Summe Außendienstmitarbeiter haben, die ambitioniert die vorgegebenen Verkaufszielen anstrebten. Angeheizt wurde der Prozess mit der monatlichen Veröffentlichung von Quotencharts. Jene Mitarbeiter, die genau diese Ziele erfüllten, waren die Stars und wurden in der Startveranstaltung gebührend gefeiert. Kurzerhand reduzierte man die Verwaltungseinheiten auf politische Bezirke: in Linz-Land von vier Einheiten auf eine. Was zur Folge hatte, dass ich mich entscheiden konnte, ob ich Verkaufsberater oder Kundenbetreuer werden wollte. Für mich war von vornherein klar, dass nur ein „Eigenstock" in Frage kam. Zwar rächte sich jetzt, dass ich fünf Jahre vorher einen guten Kundenstock abgegeben hatte, im Endeffekt stellte sich das aber trotzdem als goldrichtige Entscheidung heraus. Ich erhielt einen Ausgleich und brauchte mich fortan nur mehr um meine Geschäfte und nicht mehr um die der Vertreter kümmern.

Es bedurfte zwar dreier Jahre intensiver Anstrengung, aber dann war ich 2002 dort, wo ich hinwollte: unter den Topverkäufern. Knapp hinter dem zehnten Platz auf Rang 11 und 2003 das erste Mal unter den „TopTen" der Oberösterreichischen. Mir sollte 2007 der 2. Platz und 2013 noch der 7. Platz gelingen. 2007 erreichte ich den Sieg und ersten Platz im Verkauf von Lebensversicherungen und die übrigen Jahre fast immer einen Rang im vorderen Drittel. Ich hatte mein Ziel erreicht. Übrigens arbeitete zu dieser Zeit schon mein Sohn Thomas im Unternehmen mit, und mir war besonders wichtig, dass er auf seinen Vater stolz sein konnte, und ich für ihn ein Vorbild war. Im Nachhinein gesehen war es großes Glück, bei der Oberösterreichischen im Außendienst eine Chance bekommen zu haben, weil ich mir die Zeit frei einteilen konnte und Fleiß belohnt wurde. Mit 1. Jänner 2019 ging ich nach 44 Jahren in der OÖ Versicherung verdient in Pension.

Sicherheit verkauft sich gut. Wenn man sich selbst seiner Sache sicher ist.
Ich habe nie die Absicht gehabt, mein Berufsleben als Jobhopper zu verbringen, und habe deshalb eine Lebensstellung gesucht, in der genug Luft zum Atmen war. Meine Stärke habe ich nämlich immer darin gesehen, mir selbst messbare Ziele zu setzen, den Fortschritt zu kontrollieren und diese Ziele dann auch konsequent und diszipliniert zu erreichen. Ich war immer eine Führungskraft, die sich vor allem selbst gern geführt und die Freiheiten genossen hat, die eine gute Selbstorganisation eröffnet. Außerdem wollte ich die Gestaltung meines Einkommens selbst in der Hand haben. Die Oberösterreichische war ein gutes, finanzkräftiges und krisensicheres Versicherungsunternehmen mit Sitz in Linz, das mir einen Arbeitsplatz vor Ort geboten hat, einen sicheren Job und faire Bedingungen. Andererseits war sie ein etablierter Marktführer mit all den Vor- und Nachteilen, die mit sehr gefestigten Strukturen und Abläufen einhergehen.

Krisensichere Geschäfte: Von Small-is-beautiful zur Sieger-Strategie.
Wer die persönliche Nähe zu seinen Kunden so sehr pflegt wie ich, erfährt oft ganze Lebensgeschichten, kann über Hoppalas mitlachen und eine Menge dabei lernen. Da hat mir zum Beispiel ein erfolgreicher Unternehmer erzählt, dass er – nach einem eher glücklosen Vorleben in der Investitionsgüterbranche – nun ganz anders handle. Er sei nun Franchisenehmer und beliefere im Frühjahr Einzelhändler und gastronomische Betriebe mit Gefriertruhen, die er in der Folge regelmäßig mit Speiseeis befülle. Er wolle nur mehr „schnelldrehende Produkte" verkaufen, sagte er, die binnen weniger Tage verbraucht und sofort cash bezahlt würden. Damit könne er sicher sein, sein Geld am Monatsende sicher in der Kasse zu haben und ihm nicht mehr nachlaufen zu müssen. Außerdem sei er dadurch von Konjunkturschwankungen weitestgehend unabhängig. „Ein bisschen Eis geht immer", sagte er, „und der Verkauf von Genuss- und Lebensmitteln an Endkunden ist die krisensicherste Option, die man nur haben kann." Ein interessanter Ansatz.

Ein anderer und sehr fleißiger Verkäufer (Trattner Sepp, ein Versicherungs- und Schulungsinspektor in Gmunden) schickte in den 70er Jahren wöchentlich um die 40 Anträge nach Linz. Das war schon etwas, auch wenn es „Kleingeschäft" war, wie wir es damals nannten. Von ihm stammte die „Small-is-beautiful-Philosophie" für meinen Anfang: „Kleine Fische sind gute Fische", sagte er, „denn mit vielen kleinen Aufträgen bist du zukunftssicher. Einen großen Kunden zu verlieren, von dem du abhängig bist, kann sehr schnell bedrohlich werden. Es ist einfach sicherer, auf mehreren Beinen zu stehen." Diese Gedanken waren für mich der beste Trost während meiner Startphase und haben mich auch motiviert, die sehr beschränkten Möglichkeiten mit viel Fleiß zu kompensieren. Natürlich hätte ich – auch schon in dieser Zeit – gern „große Geschäfte" gemacht und ein eigenes Gebiet mit einem enormen Potenzial betreut, aber das war Wunschdenken.

Aber es gibt noch einen Faktor, der die psychische Befindlichkeit eines Verkäufers steuert: die Anzahl der erfolgreichen Geschäftsfälle innerhalb eines bestimmten Zeitraums. Ein Baumaschinenverkäufer, beispielsweise, muss oft viele Monate an einem Interessenten „dranbleiben" und sich immer wieder neu bemühen, um vielleicht nach ein oder zwei Jahren zu einem erfolgreichen Abschluss zu kommen. So viele Anläufe und so wenige Abschlüsse muss man erst einmal mental durchstehen. Das halten nur Wenige aus.

Ich brauche meine Erfolgserlebnisse in wesentlich kürzeren Abständen. Für mich ist es wichtig, möglichst täglich Abschlüsse zu erzielen. Verträge in meiner Tasche sind Musik in meinen Ohren, und der Sound des Erfolges beruhigt mein Gemüt: Ein Geschäft abzuschließen, ist jedes Mal ein kleiner Triumph für mich und ein wichtiger Bestandteil meines psychischen Einkommens. Lieber kleine Siege einfahren als auf kommende Ergebnisse hoffen müssen.

Mit wachsenden Erfolgen, gestärktem Selbstbewusstsein und meinem eigenen „Revier" im Bezirk Linz-Land, spürte ich Veränderungen in mir. Ich wollte bei den Wettbewerben vorne mitspielen und am Stockerl stehen. Dazu war es notwendig, vermehrt auf Firmen und

Organisationen zuzugehen, um größere Verträge zu lukrieren, was mir schließlich gut gelang. Mit diesem Mix wurde ich zum Top-Performer bei den Wettbewerben.

Einige Jahre später habe ich sehr hautnah erlebt, wie entscheidend die Unternehmenskultur gerade bei einem Dienstleister wie einer Versicherung ist: Die Unternehmenskultur ist das geistige Betriebssystem, auf das alle Aktivitäten aufgesetzt werden und das den Spirit ausmacht, in dem die Mitarbeiterinnen und Mitarbeiter ticken, arbeiten und Produkte entwickeln. Es geht also zunächst einmal um die Werte und um die Orientierung, die in einem Unternehmen gepflegt werden.

Das war mir vorher gar nicht so richtig aufgefallen; aber so ist es offenbar mit vielen Dingen, die man erst dann wahrnimmt und als bedeutsam erkennt, wenn sie sich ändern oder sie einem abgehen. Trotz aller Bewegungen und Veränderungen im Berufsbild und im Tätigkeitsprofil der Verkäufer haben wir uns in unserem Verkaufsteam stets das kollegiale Miteinander erhalten. Ich habe mich besonders um die kameradschaftliche Unterstützung und Freundschaft der Mitarbeiterinnen und Mitarbeiter in Büro und Außendienst gekümmert und für guten Zusammenhalt gesorgt. Sehr zum Missfallen der Organisationsleitung machten wir mitunter aber auch recht aufmüpfig auf Verschlechterungen aufmerksam. Ich denke, dass wir damit eine allzu rigide Vorgehensweise der Vorgesetzten dämpfen konnten. So hilfreich das Arbeiten mit dem Laptop anfangs war, als wir zur Feststellung der aktuellen Prämien und Versicherungssummen nicht mehr den Kunden um die Unterlagen bitten mussten, weil wir sie in unserem „Kastl" gespeichert hatten, und Angebote sofort ausdrucken konnten, so kompliziert wurde es mit den Jahren. Als Verkäufer war man plötzlich gezwungen, sich mehr mit dem Laptop als mit dem Kunden zu beschäftigen. Ein übersehenes Häkchen da oder falsche Daten dort – das alles konnte im Schadensfall dramatische Folgen haben. Auch wurden dem Verkauf immer mehr administrative Tätigkeiten aufgehalst: Protokolle ausfüllen, zusätzliche Unterschriften einholen, genaue Formvorschriften einhalten, zusätzliche Kundendaten erfassen, mit einem

Wort: der ganze Verwaltungskram brach über den Außendienst herein. Durch diese administrative Überforderung stieg der Aufwand im Verhältnis zum Umsatz deutlich. So wenig Kundendaten zu Zeiten der Papiererfassung für den Vertrag notwendig waren, so exponentiell nahmen sie mit der EDV-Erfassung durch den Verkäufer zu. Unsere Arbeit im Verkauf hatte immer weniger mit Kommunikation als mit immer mehr Administration zu tun.

Ich habe zuletzt die Anforderungen seitens der Finanzaufsicht und die Art der EDV-Konzepte mit all ihren Schwierigkeiten und überfrachteten Datenerfassungen als überzogen und nervenaufreibend empfunden. Das hat mir den Spaß an der Arbeit geraubt. Ich habe plötzlich alles als so belastend empfunden, dass ich mich ein Jahr früher als geplant in die Pension verabschiedet und diesen Schritt nie bereut habe. Ich war schon immer ein unruhiger und kreativer Geist gewesen. Veränderungen sind mir nur logisch vorgekommen und sie

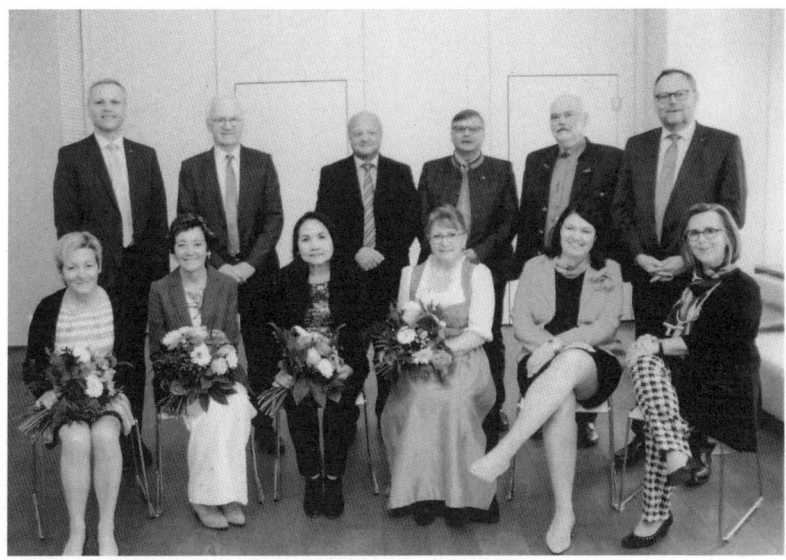

Stehend von links: GD-Stv. Mag. Othmar Nagl, Alois Rogl
Stehend rechts außen: GD Dr. Josef Stockinger
Kolleginnen und Kollegen

haben in mir keinerlei Ängste ausgelöst, sondern Ideen losgetreten und Suchspannungen mobilisiert. Und obwohl ich mit meinen Meinungen niemals hinter dem Berg gehalten habe, habe ich diese meine schöpferischen Kräfte leider nicht in dem Maß einsetzen können, wie ich es mir gewünscht hätte. Es sind einfach zu viele (interne) Hindernisse zu überwinden gewesen.

Wie schon erzählt, habe ich mich ab 1998 voll und ganz auf die Produktion und den Aufbau meines eigenen Kundenstocks konzentriert und die Mitarbeit des Außendienstes in Projektgruppen für die Entwicklung von Produkten komplett eingestellt.

Aufgrund der Hinwendung der Verantwortlichen zu mehr digitaler Administration, Überwachung und Zielvorgabe wird es immer schwieriger, für den Versicherungsverkauf gute Leute zu finden und sie dann auch dort zu halten, obwohl sie unbedingt gebraucht werden. Gute Verkäufer müssen (schon berufsbedingt) Persönlichkeiten mit hohem Einfühlungsvermögen sein, die besonders sensibel wahrneh-

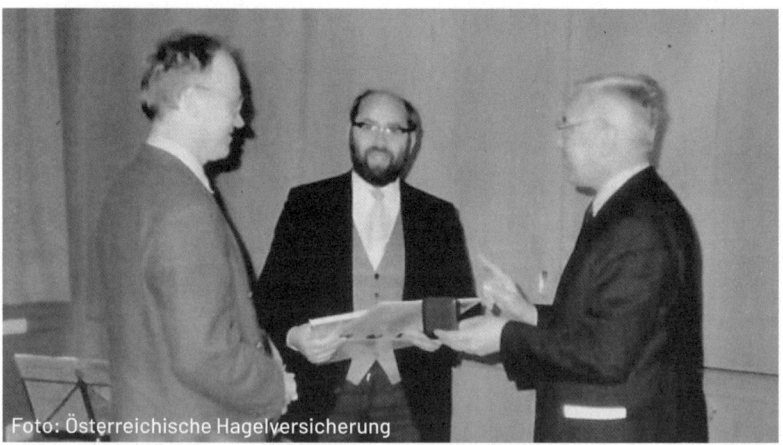

Foto: Österreichische Hagelversicherung

men, wie sie gesehen und eingesetzt werden, und sie reagieren sehr kritisch darauf, wenn sie sich falsch bewertet und instrumentalisiert fühlen. Aber: Die Oberösterreichische war immer „meine Firma", und ich bin ihr stets loyal verbunden gewesen.

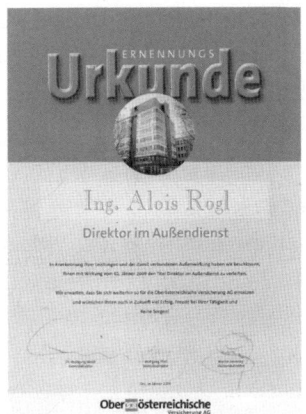

Mein Werdegang in der Oberösterreichischen Versicherung:
07.07.1975 Eintritt in die OÖ Landesbrandschaden Versicherungsanstalt
01.01.1978 Zuteilung des Kundenstockes Traun St. Martin Witzany (Monatsprovision ÖS 2.916,- EUR 212,-)
01.01.1980 Titelverleihung Inspektor und Übernahme des Inspektorates Linz-Land II mit den Gemeinden Traun, Leonding und Wilhering
18.11.1980 Das Bundesministerium für Land- und Forstwirtschaft verleiht den Titel Ingenieur.
01.01.1983 Titelverleihung Oberinspektor
01.01.1984 Übernahme des Inspektoratsgebietes Ansfelden, St. Florian, Niederneukirchen, Hofkirchen
1990 Österreichsieg im Wettbewerb Hagelversicherung
01.01.1996 Titelverleihung Disponent
01.01.1998 Umorganisation in der OÖV, Auflösung der Inspektoratsgebiete, Eigenstockproduzent in Ansfelden
01.01.2000 Titelverleihung Oberdisponent
07.07.2000 25-jähriges Dienstjubiläum
Verkaufswettbewerb 2003 11. Rang
Verkaufswettbewerb 2004 6. Rang
Eliteclub 2007 2. Rang
Lebensversicherungswettbewerb 2007 1. Rang

2008 Titelverleihung „Direktor im Außendienst"
12.11.2011 Thomas Rogl wird Juniorpartner
2013 Verkaufswettbewerb Gold Stars 7. Rang
07.07.2015 40-jähriges Dienstjubiläum
31.12.2018 Auflösung des Dienstvertrages Pensionierung

Einstiegsgehalt Juli 1975 ÖS 1.469,- brutto monatlich (EUR 106,76) plus garantierte Mindestprovision brutto monatlich ÖS 3.531,- (EUR 256,61) zusammen brutto monatlich ÖS 5.000,- (EUR 363,37) Spesenersatz für Auto monatlich ÖS 3310,- (EUR 240,55) plus Diäten auf Dienstreisen.

„Ein echtes Vorbild prägt für immer."
Das Gespräch mit Wolfgang Müller hat Harry Jeschke geführt und aufgezeichnet.

Er ist seit 36 Jahren im Geschäft und hat sich einen Kundenstock aufgebaut, der ihn über die nächsten Jahre tragen wird, weil er ihn ebenfalls auf Händen trägt: Der Versicherungsberater der Oberösterreichischen, Wolfgang Müller (57), spricht voll Respekt von seinem ehemaligen Kollegen Alois Rogl und orientiert sein eigenes Verhalten an dem, was er ihm vorgelebt hat: „Wenn sich Kollegen gegenseitig helfen und dazu beitragen, dass sich jeder von ihnen entwickeln und erfolgreich sein kann, entsteht ein Teamgeist, mit dem das Erreichen großer Ziele möglich wird. Wenn du spürst, dass sich deine Kolleginnen und Kollegen über deine Erfolge ehrlich mit dir freuen, fließt Energie in alle Richtungen. Und im Verkauf ist positive Energie ein unverzichtbarer Treibstoff. Jeden Tag."

Stimmt es, dass Du Dich selbst als einen sehr direkten Typ siehst?
Wolfgang: *Ja, absolut. Direkt zu sein, lernt man, wenn man schon als Pflegekind gelernt hat aufzupassen, dass einem niemand etwas wegnimmt.*

Und diese Direktheit funktioniert im Verkauf, wo es doch gerade in der Kommunikation um freundliche und gute Beziehungen geht?
Wolfgang: *Gerade da. Das muss ja nicht aggressiv und unangenehm rüberkommen. Der Ton macht die Musik, das weiß ich als ehemaliger Trompeter ganz besonders gut. (lacht)*
Aber das Direkte zeigt von Anfang an, dass man es ehrlich meint ... auch mit der Beratung und auch mit den Verkaufsabsichten. Das ist nichts Böses. Und dass 80% der Kunden meines Kundenstocks inzwischen Vollkunden sind, die alles bei mir versichern, zeigt ja auch, dass es gut funktioniert. Und der Alois ist ja auch so ein Typ. Der hat auch intern immer ganz direkt gesagt, was Sache ist. Wegen seiner Erfolge konnte ihm niemand etwas anhaben. Auf diese Weise hat er viel erreicht und auch durchgesetzt.

Wie bist Du zur Oberösterreichischen gekommen?
Wolfgang: *Über einen Versicherungsmakler, für den ich vorher tätig war und der mit der Oberösterreichischen zusammengearbeitet hat. Damals war ich aber eher im Bereich der persönlichen Vorsorge und des Vermögensaufbaus aktiv, weil mir das am besten gelegen ist. Dann hat sich dieses Geschäftsfeld buchstäblich von einem Tag auf den anderen selbst abgeschafft; als die Fonds geschlossen und die Ertragspläne zu Makulatur geworden sind, warst du als Berater und Verkäufer plötzlich an allem schuld. Der Druck war enorm, und er ist mir buchstäblich zu Herzen gegangen. Eine schlimme Zeit. Jetzt bin ich schon seit 10 Jahren bei der Oberösterreichischen und habe mich auch bei den Sachversicherungen sehr gut etablieren können.*

Was hat Alois Rogl denn zu Deinen Erfolgen konkret beigetragen?
Wolfgang: *Er war für mich ansprechbar, hat mit seinem Wissen und seinen Erfahrungen nie gegeizt und mir on the job wertvolle Tipps und fachliche Ratschläge gegeben. Meine großen und kleinen Erfolge hat er mir wirklich ehrlich gegönnt. Das spürt man ja. So etwas gibt es ja heute gar nicht mehr. Vor allem bei den landwirtschaftlichen Versicherungen*

waren sein Know-how und seine Kontakte für mich Gold wert. Sein Fingerzeig, unbedingt den Kundenstock in die Höhe zu bringen und die Geschäfte in die Breite auszubauen, war für mich ein dringender Auftrag. Ohne Bestand kannst Du heute im Versicherungsgeschäft sowieso alles vergessen. Das hat der Alois schon damals erkannt und konsequent darauf hingearbeitet. Er hat aber auch sehr feinfühlig registriert, wann es besser war, gute bestehende Betreuungskontakte unangetastet zu lassen und den Kunden nicht auf die Nerven zu gehen. Damit hat er zwar auf so manche Vollkunden verzichtet, aber auch viel Sympathie und Vertrauen aufgebaut. In dieser Richtung sind wir ganz einer Meinung.

Sind auch in Deiner Branche die Kunden immer weniger bereit, einer Versicherung oder einem Berater die Treue zu halten? Suchen sie nicht eher den kurzfristigen Preisvorteil? Und was ist mit den Angeboten im Internet?

Wolfgang: *Da gibt es aus meiner Sicht keinen einheitlichen Trend. Auffällig ist, dass öfter aus dem Ausland zugewanderte Kunden eine Versicherung „über den Preis" abschließen, dann aber hin und wieder reumütig zum persönlichen Versicherungsvertreter zurückkehren, wenn sie zum Beispiel bei einem Schadensfall erfahren, wie wertvoll eine persönliche und individuelle Hilfe in dieser Situation wäre. Andere wissen, dass es sehr teuer werden kann, Versicherungsleistungen nur nach dem Preis einzukaufen und zu riskieren, einen falschen Tarif auszusuchen und dann im Falle eines Falles ohne Schutz dazustehen. Manche wollen aber auch nur ausprobieren, wie bestimmte Versicherungen ticken, und testen sie einfach. Für mich gibt es aber einen klaren Hinweis auf die Zufriedenheit eines Versicherten: Je mehr unterschiedliche Versicherungsunternehmen in seiner Polizzen-Sammlung stehen, desto unzufriedener ist er mit der Betreuung durch seine(n) Berater.*

Ein Vollkunde, also jemand, der seinen gesamten Versicherungsbedarf über mich bei der Oberösterreichischen deckt, hat einen optimalen Mix und einen Berater seines Vertrauens gefunden. Das wird mir oft bestätigt und das spricht sich auch rasch herum. Das ist meine größte Sicherheit und auch das wertvollste Kapital für mich als Verkäufer. Vertrauen verbindet und wird in Familien an die nächste Generation weitergegeben. Darin hat Alois Rogl ein glückliches Händchen gehabt.

Herzlichen Dank für das Gespräch.

Praxis ist die Universität des Lebens.
Lehrer sollen den Schülern Wissen auf den Weg in ihr Leben geben. Das ist ihr Auftrag. Aber welches Wissen? Fachwissen allein oder auch Kenntnisse fürs Leben? Ich erinnere mich an eine Aussage eines Professors, der in der Landwirtschaftlichen Bundeslehranstalt in St. Florian Maschinenkunde unterrichtete. Es war im 5. Jahrgang, also kurz vor der Matura: „Wenn Ihr in ein Unternehmen kommt, dann müsst Ihr die gestellten Aufgaben bewältigen können. Es wird erwartet, dass die jungen Maturanten aus dieser Schule das können!" Er hatte Recht: Der vorgetragene Lehrstoff war abzuarbeiten. Grundwissen war und ist immer wieder hilfreich. Aber ich teilte seine Meinung nicht, dass der Lehrstoff für jeden von uns brauchbar war. Ich hatte den Eindruck, dass wir zu Fachleuten erzogen wurden, aber „für das Leben" in all den Jahren nicht viel gelernt haben und das nach der Schule nachholen mussten.

Wir wussten nach fünf Jahren Pflichtinternat wenig von der Welt „da draußen". Die Unternehmer benötigten ja nicht nur Fachleute, sondern vor allem Mitarbeiter und Führungskräfte, die mit Menschen gut umgehen können ... und da war in der Schulbildung nicht viel dabei. Heute nennt man das Sozialkompetenzen, und sie stehen höher im Kurs denn ja. Fachwissen kann man nötigenfalls nachschlagen, Kontaktfähigkeiten aber muss jeder selbst und auf seine Art entwickeln und pflegen.

Was ich auf alle Fälle von der Schule für mein Leben mitgenommen hatte, war mein unermüdlicher Fleiß. Ich war ein Schüler, der fleißig lernen musste, um den Stoff halbwegs intus zu haben! In fünf

Jahren Internat lernte ich zwar, in einer Klassengemeinschaft gut zu bestehen, konnte meine Schüchternheit halbwegs überwinden und auch Selbstvertrauen aufbauen. Ich machte die Sache zwar richtig, wusste es aber noch nicht, wie und warum. Und es blieb einfach ein ungutes Gefühl, wenn man wie im Nebel dahinschwimmt und nicht weiß, ob die Richtung stimmt. Erst durch die im Verkaufsaußendienst angebotenen Verkaufsseminare lernte ich erkennen, worauf es im Leben ankommt und wie einem über diese Schwelle geholfen werden konnte. Ich lernte, dass jeder Mensch unterschiedlich starke Hemmungen hat, auf andere zuzugehen, und dass jeder mit dieser Tatsache kämpft. Der eine mehr, der andere weniger. Besonders hilfreich stellten sich die Verkaufsseminare des Herrn Ernst Artes heraus, der nicht die vielfach gepriesenen und später auch angebotenen „Keilerphrasen" vermittelte, sondern auf Verkaufspsychologie setzte. Der Verkäufer muss ein guter Zuhörer sein, der den Bedarf gezielt erfragen kann, keine fertigen Standards anbietet, sondern den individuellen Kundennutzen findet und auf die Wünsche der Menschen eingeht. Wertvoll waren für mich auch die empfohlenen Bücher wie „Denke nach und werde reich" oder „Die Schatztruhe – NLP im Verkauf". Das waren für mich die entscheidenden und noch fehlenden Mosaiksteine für ein Leben mit Durchblick. Ich habe früher oft gedacht, andere würden sich geschickter verhalten als ich und ich sei da und dort im Auftreten zu naiv. Aber ich wollte auch konkrete Fragen beantwortet haben:

Aus welchen Motiven heraus treffen Menschen Entscheidungen? Weshalb kaufen sie bestimmte Produkte oder auch nicht? Wie schauen die Werkzeuge aus, mit denen man Menschen besser verstehen kann? Diese Antworten wurden mir bei diesen Seminaren gegeben, und ich bin heute noch dankbar dafür, sie kennengelernt zu haben, weil ich später zu jeder Zeit gewusst habe, wie ich aus Ideen Wirklichkeiten werden lassen kann. Ich glaube auch, dass ein akademisches Studium in Psychologie nicht all diese Erkenntnisse gebracht hätte wie der tägliche Umgang mit den Kunden. Praxis ist die beste Lehre und die Universität des Lebens.

Gemütliche Runden als Erfolgsgeheimnis:
Verträge muss man sich auch ersitzen können.

Jede Gemeinde ist anders. Sie prägt das Verhalten ihrer Bürgerinnen und Bürger und bringt damit auch beim Versichern spezielle Verkaufs- und Betreuungsmodelle hervor: In St. Florian färbt das Marktleben auf die Charaktere der Bewohner ab, in Ansfelden ist es das ehemalige Flüchtlingslager Haid und in Niederneukirchen-Hofkirchen das gemütliche Zusammensein. Natürlich „konnte" nicht jeder mit jedem, und so musste man seinen persönlichen Zugang zu den möglichen Kunden finden. Und obwohl ich nie ein großer „Wirtshausgeher" war, suchte ich auch den Kontaktpunkt „Stammtisch" immer wieder einmal auf.

In Niederneukirchen hatte meine Versicherung traditionellerweise den Gemeindesekretär als Betreuer. Das war damals durchaus üblich: Er hielt Augen und Ohren für uns offen, und wir hatten immer Anbahnungen im Talon. An seinem dienstfreien Mittwochnachmittag machten wir dann die Termine.

So gegen 16.00 Uhr zog es uns dann aber regelmäßig zum „Mayr Faltl" (sprich: Moa Foal) nach Ruprechtshofen, denn in diesem Gasthaus waren zu diesem Zeitpunkt die Ortsgrößen versammelt: der Bürgermeister, der Postenkommandant, Firmenchefs, Jäger und Bauern; es war ein Hotspot für persönliche Kontakte mit den Meinungsbildnern der Region. Aus diesem Anlass machte der Wirt („Flor") aus dem Wein doppelliterweise einen G'spritzten, der Bluzi gerufen wurde, den er ständig um den Tisch herum trug und ihn immer wieder in die Gläser der Gäste füllte. Wenn die Flasche leer war, wurde ein nächster Bluzi geordert, und so ging es manchmal bis Mitternacht.

Meistens nützte ich den ehestmöglichen Zeitpunkt, um mich zu verdrücken. Nur einmal saß ich so eingezwickt zwischen den Stammtischlern, dass ich bis zur bitteren Neige bleiben musste. Dabei tröstete ich mich mit dem Ausspruch eines erfolgreichen Landmaschinenverkäufers: „Einen Traktor muss man sich auch ersitzen können." Wie wahr! Mir verhalfen diese Bluzi-Runden zu einem sehr guten

Geschäft, und ich schaffte es, mit meinem Angebot sogar in der Landesregierung Fuß zu fassen.

Migranten als Kunden und ihre oft blutige Lebensgeschichte: Verstehen verbindet.
In unserem Zentralraum siedelten sich viele Menschen aus dem Balkan an: In der Zeit des Aufschwunges zunächst als Gastarbeiter, die wir selbst ins Land geholt hatten, und dann Anfang der 1990er Jahre auch als Kriegsflüchtlinge. Mich interessierte die Lebensgeschichte dieser Leute immer sehr, ich unterhielt mich mit ihnen über ihre Situation in der Heimat und nahm auch persönlichen Anteil daran. Gern erzählten sie, woher sie kamen und wie sie zu Hause gelebt haben. Ich erfuhr von ihren Wurzeln und ihren Glaubensrichtungen: von den Kroaten, die Katholiken waren, von den orthodoxen Serben und von den bosnischen Muslimen.

Einer dieser Gastarbeiter war Hari, ein Albaner, der in Bosnien aufgewachsen war. Er kam in den 70er Jahren von Jugoslawien nach Oberösterreich und arbeitete in der Vöest als Kontrolleur. Dazu musste er auf den gegossenen Brammen gebückt nach Fehlern suchen und diese kennzeichnen. Brammen werden durch Gießen aus Stahl hergestellt und wiesen oft Fehler auf ihrer Oberfläche auf. Um einwandfreies Blech zu bekommen, mussten diese Fehler allerdings rechtzeitig erkannt und vor dem Walzen herausgeschweißt werden. Wie es bei der Arbeit mit Gastarbeitern damals üblich war, sprach man mit ihnen ein fürchterliches Deutsch, sodass sie nie richtig sprechen lernen konnten. Hari akzeptierte das nicht und verlangte, dass seine Kollegen mit ihm genauso wie mit den anderen Österreichern reden sollten. Auf diese Weise (und aufgrund seiner hervorragenden Auffassungsgabe) lernte er schnell, richtig gut Deutsch zu sprechen. Die anstrengende Arbeit in ständig gebückter Haltung ruinierte allerdings seine Bandscheiben, und er musste diesen Job aufgeben. Neben der neuen Sprache Deutsch beherrschte er aber auch Bosnisch, eine Mischung aus Kroatisch und Serbisch (so wie es im Deutschen zwischen Österreich und Deutschland einige unterschiedliche Wörtern und Sprachfärbungen gibt) und Albanisch. Zu dieser Zeit quälte sich unsere Polizei mit der Verständigung von albanischen Verbrechern herum, weil praktisch keine Dolmetscher in dieser Sprache zertifiziert waren. Irgendwie wurde die Polizei auf Hari aufmerksam und beauftragten ihn mit Übersetzungen. Schließlich legte er die Dolmetscherprüfung ab. Für ihn war das ein gutes Geschäft, es war aber nicht gerade ungefährlich, weil die albanische Mafia im Drogenhandel aktiv war. Durch Zufall wurde er mein Kunde, sein Schwager arbeitete als LKW-Fahrer bei einer Baufirma, die ich betreute, und er wollte mir auch Kunden zubringen. Ich stellte Hari deshalb als nebenberuflichen Mitarbeiter ein und kam durch ihn zu vielen bosnischen Kunden. Durch die Kontakte mit den Leuten aus dem Balkan baute ich mir ein Netz von vielen Handwerkern aus dem Bau-Nebengewerbe auf, die mir später bei meinen eigenen Bauaktivitäten sehr nützlich waren. Mit der Zeit wurden aus den Arbeitern nämlich Unternehmer, die nun einen nicht mehr wegzudenkenden Faktor in der Bauwirtschaft darstellen: Gipser, Spachtler, Maler, Maurer, Fassadler, Gerüstverleiher und sogar Baumeister waren dabei. Bei jeder sich bietenden Gelegenheit befragte ich Hari über die Verhältnisse in Jugoslawien. Kroatien und Slowenien hatten sich ja als erste im Juni 1991 von Jugoslawien losgesagt und ihre Unabhängigkeit erklärt. Der Konflikt mit den Slowenen war kurz. Der überaus blutig geführte Krieg mit Kroatien hingegen dauerte drei lange Jahre.

Die Serben waren in der Nachkriegszeit mit ihrem Führer Marschall Tito zur dominierenden Ethnie in diesem umstrittenen Vielvölkerstaat aufgestiegen. Als orthodoxe Christen definierten sie sich als die Retter Europas vor den osmanischen Völkern, weil sie 1389(!) in der Schlacht auf dem Amselfeld im heutigen Kosovo die Türken abgewehrt hatten; davon leiteten sie ihren Führungsanspruch über ganz Jugoslawien ab.

Am Vidovan, dem 29. Juni eines jeden Jahres, am Namenstag des heiligen Vitus (Veit), gedenken die Orthodoxen heute noch dieser bedeutenden Schlacht. Einen besonderen Hass haben viele von ihnen auf die bosnischen und albanischen Moslems, weil sie während der türkischen Herrschaftszeit ihren Glauben gewechselt und wirtschaftliche sowie gesellschaftliche Vorteile daraus gezogen hätten. Und da fielen nicht gerade höfliche Worte: „Sie haben die von den Osmanen angebotenen Posten wie Bürgermeister, Polizeikommandant usw. angenommen und ihren christlichen Glauben wirtschaftlichen und machtpolitischen Vorteilen geopfert." Dieser aufgestaute Hass sollte ab 1991 kriegsverbrecherische Züge annehmen. Hari brachte zu diesem Zeitpunkt regelmäßig Hilfslieferungen in seine Heimat und erzählte von den fürchterlichen blutigen Vorfällen. „Man kann sich gar nicht vorstellen, was da alles passiert ist", schilderte er. „Aufgespießte Köpfe auf Fahnenmasten oder durch den Anus gepfählte Menschen. Noch schlimmer wird es werden, wenn die Serben Bosnien angreifen, und das wird bestimmt passieren", behauptete er. Er war sich dessen sicher und sollte Recht behalten. Im April 1993 wurde Bosnien von den Serben angegriffen und Sarajevo drei Jahre lang belagert.

Die Folgen kennen wir, denn zu dieser Zeit wurde im österreichischen Fernsehen schon intensiv darüber berichtet. In den Anfängen wusste man von den Massakern ja noch gar nichts. Hari hatte noch beklagt, dass in den Medien nichts berichtet wurde, und wollte in seiner Verzweiflung nach Wien fahren und im Außenministerium Bericht erstatten, damit dem Abschlachten ein Ende gesetzt werde. Wir wissen, dass die Uno zwar eingeschritten ist, das Massaker von Srebrenica im Juli 1995 mit 8.000 Toten aber nicht verhindern konnte. Heute besteht die ehemalige Region Jugoslawien aus sieben unabhängigen Staaten. Vor kurzem fragte ich einen bosnischen Kunden, ob sich die Lage bei ihnen zu Hause gebessert habe. Die Antwort: „Es gibt noch immer eine Pattstellung, aber sie leben trotz der Vorfälle wieder zusammen wie früher. Was sollen sie machen? Sie müssen!" Ich erzähle das deshalb, weil die Unterhaltungen mein soziales Verständnis für diese Menschen geändert und mir die geschichtlichen Zusammenhänge über das Lehrbuchwissen hinaus zu einem umfassenden Bild verholfen haben. Ich konnte mich in die Menschen hineinversetzen und verstehen, dass sie dieser Hölle entfliehen und bei uns in Frieden ein gutes Leben führen und ihre Geschäfte aufbauen wollten. Ich hatte und habe deshalb gar kein Verständnis für eine „rechte Ideologie", die durch Jörg Haider in Österreich wieder salonfähig gemacht wurde, und stand und stehe bei Diskussionen auf den Stammtischen zu meiner Überzeugung.

Heimat in der Sicherheit finden.
Das Gespräch mit Endrita Neziri-Zolota hat Harry Jeschke geführt und aufgezeichnet.

Versicherungen haben zwar nicht das beste Image, aber sie versprechen etwas besonders Wertvolles: individuelle Sicherheit für Hab und Gut. Die „große Sicherheit für alle" wird allerdings sehr oft zum Spielball von Politik und Interessen. Wie viel ein Mensch erleben muss, bis er eine stabile und umfassende Lebenssicherheit erlangen kann, zeigt das Leben der Kollegin Endrita Neziri-Zolota: Keine Klage über ihr „Schicksal", keine Opferrolle und auch keine Schuldzuweisungen. Stattdessen Integration, Qualifizierung, Fleiß und ein erfolgreiches Leben in einer gesicherten Existenz. Die gebürtige Kosovarin Endrita Neziri-Zolota beweist, dass im Finden einer neuen Heimat nicht nur ein Gewinn für sie und ihre Familie liegt, sondern auch für das Team der Oberösterreichischen und nicht zuletzt für deren Kunden.

Endrita, Du bist seit Dezember 2019 österreichische Staatsbürgerin. Herzlich willkommen bei uns. Wie fühlst Du Dich?
Endrita: *Angekommen und sehr erleichtert.*

Du hast Deine Kindheit und einen Großteil Deiner Jugend im Kosovarischen Prizren verbracht. Du hast mit vier Lebensjahren Krieg erlebt, musstest mit Deiner Familie nach Albanien und weiter nach Deutschland flüchten, und ihr seid wieder in den Kosovo

abgeschoben worden. Erst mit 15 Lebensjahren bist Du dann im Rahmen einer Familienzusammenführung nach Österreich gekommen, ohne ein Wort Deutsch zu können. Was bedeutet für Dich Sicherheit?

Endrita: Angenommen sein, zur Ruhe kommen können und eine gesicherte Existenz haben, lernen dürfen und mit einer Perspektive leben, für die es sich zu arbeiten lohnt.

Hat Deine Herzensangelegenheit Versicherung, wie Du Deine Motivation nennst, auch mit Deiner Suche nach Heimatgefühl und eigener Sicherheit zu tun?

Endrita: Das weiß ich nicht genau. Aber mein Opa mütterlicherseits war schon lange in Österreich, hat mir bei meiner Ankunft Land und Leute erklärt und nähergebracht, und deshalb war es für mich relativ leicht, mich zu integrieren.

Und die Sprache?

Endrita: Ich war auch schon im Kosovo eine gute Schülerin und spreche heute Albanisch, Englisch, Spanisch und Deutsch; das ist mir nicht in den Schoß gefallen. Wahrscheinlich habe ich eine gewisse Begabung für Sprachen. Heute macht es mir großen Spaß, mich mit den Kundinnen und Kunden zu unterhalten, die zu uns in die Geschäftsstelle nach Traun kommen; und ich kann natürlich auch gute Übersetzungs- und Verständigungsdienste leisten.

Wolltest Du schon immer Versicherungskauffrau werden?

Endrita: Ja. Heute weiß ich, dass das wirklich so ist. Ich habe Glück gehabt, und die Oberösterreichische hat mir eine Chance gegeben. Sie hat an mich geglaubt und mir zugetraut, dass ich meine Lehrlingsausbildung in eineinhalb Jahren schaffen kann und hat mir meine zwei Jahre HAK angerechnet. Dieses Angebot habe ich natürlich von Herzen gern angenommen. In der Zwischenzeit habe ich meine Lehre abgeschlossen und auch die HAK-Abendschule absolviert. Im Herbst werde ich zur Matura antreten.

Welche Rolle hat Herr Alois Rogl in Deinem Berufsleben gespielt?
Endrita: *Eine sehr wichtige. Er hat auf meine Fragen mit viel Erfahrung, Geduld und Sachverstand geantwortet und das immer mit Herz getan. So, als würde er alles seinem Sohn erklären. Das hat mir einfach gutgetan. Es waren seine Geduld und sein Einfühlungsvermögen, die mich begeistert und mich besonders rasch und intensiv an das Wichtige herangeführt haben. Dafür bin ich ihm wirklich sehr dankbar. Seine wertschätzende Art hat auch das Klima und die positive Stimmung in unserer Geschäftsstelle Traun geprägt und sehr produktiv gemacht.*

Du hast ja sogar auf eine besser bezahlte Stelle in der Zentrale verzichtet, um in Traun bleiben zu können.
Endrita: *Ja, das stimmt. Mir ist es einfach viel wert, mit lieben Kolleginnen und Kollegen zusammenzuarbeiten und immer wieder persönlichen Kundenkontakt zu haben. Gute Beziehungen und das Gefühl, ein wertvolles Mitglied in einem Team zu sein, sind für mich ein wichtiger Teil meines Einkommens.*

Und hat sich jetzt durch Dein Mitwirken das Image der Versicherung geändert, wie Du Dir das immer gewünscht hast?
Endrita: *Ich kann das nicht für die gesamte Branche sagen. Aber ich bin jetzt selbst anerkannter Bestandteil einer großen Versicherung und will dazu beitragen, dass sich dieses Image wenigstens für die Oberösterreichische positiv gestaltet. Nur gegenseitiges Vertrauen hält Frieden und bringt uns weiter. Das hat sich in meinem bisherigen und sehr bewegten Leben wirklich bewahrheitet. So kann man Sicherheit Tag für Tag neu gestalten. Vertrauen ist immer wieder der Anfang.*

Herzlichen Dank für das Gespräch.

Alois Rogl international: Britischen Broker ausgeknockt.
Ein Baumeister, mit dem ich schon längere Zeit ins Geschäft kommen wollte, hat ein Haus im Seengebiet des Salzkammerguts gekauft und

renoviert. Ich habe es versichert. Als das Objekt später an die Frau eines Londoner Investmentbankers verkauft wurde, ging die Versicherung automatisch auf die besagte Käuferin über. Über die Distanz Ansfelden-United Kingdom (und auch aufgrund der sprachlichen Barrieren) konnte (und wollte) ich keine Betreuung aufbauen und übergab die Sache an unseren Kollegen in Gmunden. Auch er hat es aber nicht geschafft, eine Vertragsüberschreibung auf sein Konto zu erwirken. Dann habe ich jahrelang nichts mehr von diesem Objekt gehört. Weil ich aber abgelaufene und unbetreute Verträge immer als Energieräuber betrachtet habe, die nur schlechtes Gewissen machen, wollte ich die Situation bereinigen. Ich nutzte einen Ausflug für eine weitere Kontaktaufnahme, klingelte beim Nachbarn, weil an besagter Adresse niemand anzutreffen war, und erfuhr von der Putzfrau des „englischen Haushalts", wann die Besitzer das nächste Mal in Österreich sein würden. Ich nahm diesen Termin wahr und hatte einen neuen und an die aktuellen Verhältnisse angepassten Vertrag mit angemessener Sicherheit in der Tasche: The customer could take out optional coverage in order to tailor insurance to his needs. I was successful, obwohl die Hausbesitzer nur Englisch sprachen und sich mein Versicherungsenglisch ziemlich in Grenzen hielt. Aber ich habe offensichtlich so gut „performt", dass der Kunde noch in meiner Gegenwart seinem britischen Broker telefonisch absagte und meinen Vertrag unterschrieb. Ganz ehrlich: Ich habe meinen „internationalen Erfolg" richtig genossen ...

> „Entwerfen Sie ein Auto, das Platz für zwei Bauern in Stiefeln und einen Zentner Kartoffeln oder ein Fässchen Wein bietet, mindestens 60 km/h schnell ist und dabei nur drei Liter Benzin auf 100 km verbraucht. Außerdem soll es selbst schlechteste Wegstrecken bewältigen können und so einfach zu bedienen sein, dass selbst eine ungeübte Fahrerin problemlos mit ihm zurechtkommt. Es muss ausgesprochen gut gefedert sein, sodass ein Korb voll

mit Eiern eine Fahrt über holprige Feldwege unbeschadet übersteht. Und schließlich muss das neue Auto wesentlich billiger sein als unser ‚Traction Avant'. Auf das Aussehen des Wagens kommt es dabei überhaupt nicht an."
– PIERRE-JULES BOULAN, Citroen-Direktor,
im Jahr 1934

Einfache Technik, hoher Nutzwert und ursprünglich für die Landwirte gemacht: Freundschaft geht durch den Wagen.

Mein Ansfeldener Jugendfreund Klaus ist ein guter Geschäftsmann. Wäre er sonst 10 Jahre lang Finanzchef des News-Verlages in Wien gewesen? Er entstammte einer Bäckerei im Ort, die ich versichert hatte und mit der es auch später immer wieder gute Kontakte gab. Klaus' Markenzeichen war sein Citroen 2CV, der in den 1980ern (nicht nur unter Studenten) zum Kultauto avancierte und mit dem er stolz und oft in abenteuerlichen Schräglagen durch Ansfelden kurvte. Diese Ente (oder Affenschaukel, wie sie aufgrund ihres Aussehens, ihrer langen Federwege und der Schräglage in den Kurven genannt wurde), war mehr als ein Fahrzeug: Sie war Ausdruck einer nonkonformistischen und konsumkritischen Lebenshaltung, bei der Statussymbolik keine Rolle spielte. Und nicht zu vergessen: dieses Auto war billig, sparsam und technisch anspruchslos.

Im Jahre 2002 wurde der 2CV (deux chevaux, „zwei Pferde") übrigens zum Auto des Jahrhunderts gewählt: Zwischen dem Sommer 1949 und Mitte 1990 wurden davon fast vier Millionen viertürige Limousinen und 1,3 Millionen Lieferwagen („Kastenenten") hergestellt.

Klaus' Liebe für dieses bereits 1934 entwickelte und minimalistische Fahrzeug war aber nicht nur in der Fahrfreude begründet. Er war auch geschäftlich daran interessiert, denn in Wien wurden für diese Species der Enten wesentlich höhere Preise bezahlt als bei uns. Für ihn hatte ich deshalb hin und wieder Abmeldungen zu erledigen, und die Lokführer waren auf ihrer Fahrt von Linz Richtung Wiener Westbahnhof immer unsere schnellsten und verlässlichsten Fahrzeugpapier-Kuriere. Diese Transaktionen waren kein Geschäft für mich, aber ich habe sie gern erledigt und die Leistungen kurzerhand als Freundschaftsdienst gebucht. Klaus war immer ein starker Charakter und hat nicht nur seinen Enten die Treue gehalten, sondern sich auch an meine Unterstützung erinnert. So bat er mich eines Tages am Telefon, mit seinem Freund, einem Uniprofessor und Geschäftsmann, im Ausseerland Kontakt aufzunehmen. Ich habe diesen Kontakt gern wahrgenommen und das lukrative und umfangreiche Geschäft gut unter Dach und Fach gebracht. Im Jahr 2019 war ich dann wieder bei diesem Kunden im Ausseerland, und plötzlich fuhr Klaus völlig unerwartet mit seinem Zweitwagen vor. Sein Fahrzeug? Das ist leicht zu erraten: Es war eine – zu einem Cabrio umgebaute – Affenschaukel, die ihm seine Studienkollegen zu seinem 50er geschenkt hatten.

„Witze waren unsere besten Türöffner."
Das Gespräch mit Renate und Markus Winkler hat Harry Jeschke geführt und aufgezeichnet.

Heute würde man das Ehepaar Markus („Max") und Renate Winkler aus Rohrbach bei St. Florian wohl als ein Power Couple bezeichnen: als ein Paar, das sein Geschäft gemeinsam betrieben, viel Energie eingesetzt und intensiv zusammengearbeitet hat und damit auch erfolgreich war. Während Max vor allem für Kontaktaufbau und die unterhaltsamen Seiten der menschlichen Begegnung zuständig war, hat sich seine Frau Renate um den fachlichen Teil des Versicherungsgeschäfts gekümmert. In dieser Kombination und mit dieser Aufgabenverteilung haben sie ihr persönliches Geschäftsmodell gefunden, das sie 25 Jahre lang als nebenberufliche Mitarbeiter und 23 Jahre lang als Versicherungsagentur der Oberösterreichischen betrieben haben.

Im Verkauf und in der Betreuung, so sagt man, sind Beziehungs-pflege und Sachkompetenz die wichtigsten Erfolgsfaktoren. Renate, wie möchtest denn du diese Rollenverteilung bei euch beiden beschreiben?

Renate: *Das ist rasch gesagt. Der Max war der allseits bekannte und beliebte Keine-Sorgen-Alleinunterhalter, und ich habe mich um die Details gekümmert und für ihn die Termine gemacht. Termine zu bekommen, war immer das Schwierigste.*
Max: *Ja, genau. Der Alois und ich sind dann zu diesen Terminen hingefahren. Oft sind wir aber auch einfach so auf gut Glück losgezogen. Da war dann fast immer viel Gaudi dabei. Viele Leute aus der Gegend haben mich ja als gebürtigen Florianer gut gekannt und deshalb auch Unterhaltsames von mir erwartet und eingefordert. Ich habe diesen Wünschen natürlich gern entsprochen. Unterhaltung verkauft sich gut, und so haben wir zunächst einmal viel gelacht, bevor wir übers Versichern reden konnten. Ich habe unsere Geschäfte immer auf die gemütliche Tour eingefädelt. (lacht) Und bei den Landwirten und Hausbesitzern, zu denen wir gefahren sind, ist das sehr gut angekommen.*
Renate: *Und der Alois war der fachlich Kompetente der beiden. Er war in all den 48 Jahren unserer Arbeit für die Oberösterreichische der beste Gebietsleiter, den wir je gehabt haben. Und unserem Enkelsohn, der jetzt unser Geschäft in der dritten Generation macht, würde ich solch einen Gebietsleiter von Herzen wünschen. Der Lois war korrekt, unkompliziert, genau und ehrlich. Wir haben ihn immer als Kumpel und Freund betrachtet.*

Ihr habt ja beide viel Erfahrung aus dem Verkauf in euer Versicherungsgeschäft eingebracht ...
Max: *Ich habe allerdings in meinem Büroeinrichtungsgeschäft vor allem mit Businessleuten und Einkäufern zu tun gehabt. Das war etwas ganz anderes und mit viel weniger persönlicher und räumlicher Nähe.*
Renate: *Ich war 35 Jahre lang Verkäuferin in einer Fleischerei in St. Florian. Da war viel persönlicher Kontakt möglich. Und da habe ich auch gelernt, wie wichtig Stammkundenpflege ist, welch große Bedeutung das Eingehen auf die individuellen Wünsche, Vorlieben und Gewohnheiten der Kunden hat und wie entscheidend eine wirklich ehrliche Beratung ist. Das ist in der Versicherung nicht anders als in einem Fleischerladen.*

Max: *Das hat beim Anmelden der Autos angefangen und ist bis zu einer besonders raschen Schadensabwicklung gegangen. Das war eine besondere Stärke meiner Frau: In jeder Situation immer das beste und größte Stück für unsere Kunden herunterschneiden. (lacht).*

Herzlichen Dank für das Gespräch.

Jeder Schadensfall ein Glücksfall für das Steigern der Kundenzufriedenheit: Die da draußen, die da drinnen.

„Was verkaufen Sie, wenn Sie auftreten? Sie verkaufen sich selbst. Aber die wenigen, die immer nur sich selbst verkaufen, sind langfristig nicht erfolgreich. Lassen Sie uns von den anderen lernen, die für etwas auftreten. Diese fügen zu dem, was sie mitbringen, etwas hinzu. Das sind erstens Haltung, zweitens Pläne und drittens Methoden."
[Nach: Stefan Wachtel, Die Kunst des Authentischen, Frankfurt a.M., 2014]

Meine Spezialität im Versicherungsverkauf war die Haftpflichtversicherung. Ich hatte einige Spezial- und Sammelverträge mit hunderten Risiken im Bestand.

Mit der Menge der Verträge steigt die Wahrscheinlichkeit von Schadensereignissen.
So war es nur logisch, dass ich auch ziemlich oft mit Leistungsanforderungen an die Haftpflicht-Schadensabteilung herantreten musste.

Die (erschwerende) Besonderheit bei der Haftpflicht ist, dass die Schadenserledigung nicht mit den Vertragspartnern, sondern mit geschädigten Dritten erfolgt. Meine Kunden hatten aber nicht nur wildfremden Leuten „Schäden zugefügt", sondern auch Nachbarn, Geschäftspartnern und Freunden ... und da begibt man sich als Betreuer immer auf sehr dünnes Eis. Gerade in solchen Fällen sind die Kunden nämlich – verständlicherweise – besonders daran interessiert, dass alles rasch und unkompliziert erledigt wird. Wozu hat man denn eine Haftpfichtversicherung und einen Betreuer, der sich auskennt und der von sich sagt, dass er sich nach Kräften für die Schadensbehebung einsetzen wird? Also: Entweder gut begründete Zurückweisung (wegen ungerechtfertigter Ansprüche) oder Bezahlung des Schadens!

Aber pronto ... Wenn solch ein Schaden entstanden ist, geht es nicht nur um die Sache allein, sondern vor allem um Befindlichkeiten: Es treten Erwartungen und Spannungen auf, und als Betreuer bist Du plötzlich (ohne es zu wollen) in der Rolle eines Mediators oder eines „feindlichen Dritten von außen". Eine sehr heikle Position.

Aber das ist nur die eine Seite. Die andere ist die Abwicklung mit den Kolleginnen und Kollegen von der Haftpflicht-Schadensabteilung!

Mein erster Gedanke war immer: Was kann ich dazu beitragen, dass das Problem möglichst rasch und für alle befriedigend aus der Welt geschafft werden kann?

Ich habe den Schaden so genau und so schnell wie möglich geschildert und – wenn vorhanden – auch gleich Bilder mitgeliefert und eine Lösung vorgeschlagen. Und ich habe versucht, vorweg die Frage nach Verschulden, Schadenshöhe und Wiedergutmachung zu beantworten, sodass der Referent in der Versicherung anhand dieser Unterlagen (eventuell mit einem kurzen Rückruf) alles sofort hätte erledigen können. Auch wollte ich mitunter eine kaufmännische und keine juristische Lösung der Probleme. Das war meinerseits gut gemeint, aber die Regulierungspraxis war eine andere: Sie musste den vorgegebenen Richtlinien der Firmenleitung entsprechen. Die Referenten mussten sich strikt an die ihnen auferlegten Vorgaben halten, auch wenn sie vielleicht mit mir mitziehen wollten. Sie standen selbst unter strenger Beobachtung der Revision. Meistens funktionierte die Abwicklung ohnehin reibungslos, doch hin und wieder war es zum

Aus-der-Haut-Fahren! Konnte ich mich denn nicht mitteilen? Ich wollte doch nur eine nützliche Lösung mit weniger Aufwand, Zeitgewinn und minimierten Kosten! Da bin ich dann manchmal recht ungeduldig geworden, und das hat sicher nicht zur Versachlichung beigetragen und auch nicht zur Beruhigung der Gemüter ...

Man muss verstehen, in welcher Zwangssituation ich mich als Berater in so einer Situation befand: Auf der einen Seite wollte ich möglichst viele neue Geschäfte abschließen, auf der anderen Seite die Schäden bestmöglich abwickeln. Jeder Schadensfall sollte Grund für neue Geschäftsmöglichkeiten und nicht der Anlass für erboste Kündigungen sein. Eine offene Baugrube, ein gerissenes Kabel, ein Wasseraustritt mit großen Folgen, dazu der Druck, unter dem die Firmen standen: als Vertreter bist du in solchen Situationen wie die Feuerwehr, die vor Ort innerhalb von Sekunden Entscheidungen treffen muss und der keine Juristen oder Sachverständige beratend zur Seite hat! Das ist ein Arbeiten ohne Netz, und die notwendige Infrastruktur musst du dir selbst aufbauen und stets aktuell halten.

Irgendwie ist immer alles recht geworden, und wir haben die Fälle zufriedenstellend unter Dach und Fach bringen können.

Sehr harmonisch, unkompliziert und kundenfreundlich stellte sich die Regulierung der Schäden in den SACH-Sparten (Feuer, Sturm, Wasser usw.) dar. Da konnte es schon vorkommen, dass die Sekretärin des Schadenchefs mich zeitig in der Früh anrief und mir den Erhebungstermin für einen Brandschaden durchgab. Sie hatte ohne Schadensmeldung und nur auf Grund der Medienberichte im Vorfeld recherchiert und alles vorbereitet. Das war Schadenserledigung auf Oberösterreichisch und ganz nach meinem Geschmack und auch nach dem Geschmack aller Beteiligten. Darauf war ich stolz. Das war ganz meins. Echte Kundenorientierung zeigt sich im Versicherungsgeschäft eben nicht bei Schönwetter und beim gemeinsamen Grillfest, sondern dann, wenn es gilt, Einsatz und Problemlösungskompetenz zu beweisen. Sicherheitsmanagement ist Teamarbeit zwischen denen da draußen und denen da drinnen.

Wie der sogenannte Zufall Geschäfte bringt.
„Glück ist, wenn der Vorbereitete auf Gelegenheit trifft", stand auf dem Titelblatt eines Verkaufsseminares der Oberösterreichischen Versicherung in Traunkirchen.
Man muss sich bücken und die gelegten Hölzchen aufheben, die oft achtlos herumliegen. Vielfach sind die Menschen selbst schuld, wenn sie versagen. Viele erwarten, dass ihnen die gebratenen Tauben in den Mund fliegen. Ich will ein Beispiel erzählen.

Es war an einem Freitag um halb zwölf Uhr Vormittag, als im Trauner Versicherungsbüro noch eine bosnische Dame mit Autokennzeichen und Papieren bei der Kanzleitüre hereinstolperte. Sie wollte einen LKW abmelden. Die Mitarbeiterin der Zulassungsstelle verlangte für diesen Behördenvorgang eine Vollmacht, denn der Wagen war auf die Firma ihres Gatten und nicht auf sie persönlich angemeldet. Die Vollmacht konnte sie nicht vorweisen und wurde deshalb abgewiesen. Ziemlich verzweifelt wusste die Dame weder ein noch aus. Ich saß im Nebenraum, hörte die Geschichte und ahnte, was passiert war. Eigentlich hätte mich das ganze Hin und Her gar nicht interessieren müssen, denn mit Fahrzeugabmeldungen war kein Geschäft zu machen. Mir tat die Frau jedoch leid, und fragte unsere Zulassungsmitarbeiterin, ob sie die Abmeldung mit meinem Versprechen „Ich fahre zur Firma und bringe die Vollmacht persönlich nach" doch durchführen könne. Sie meinte: „Wenn du es versprichst, mache ich es." Sie wusste, dass ich Versprechen immer einhielt. Die Sache war für die Bosnierin gerettet. Ich setzte mich ins Auto fuhr ihr hinterher zum Firmenbüro. Stempel und Unterschrift waren gleich erledigt, ich war noch vor zwölf Uhr zurück bei der Oberösterreichischen, hatte ihr aber vorher noch meine Visitenkarte mit dem Hinweis in die Hand gedrückt, sie solle mich anrufen, wenn sie wieder etwas von einer Versicherung braucht. Es entwickelte sich daraus eine sehr gute Geschäftsbeziehung mit der gesamten Familie, ihren Häusern, sowie drei Unternehmen mit dem jeweiligen Fuhrpark.

Erfahrungen im Umgang mit Kunden.
Geschäfte machen ist das eine, Kundenkontakte pflegen das andere. Ich habe immer gerne mit den Leuten geredet, mich aufrichtig für sie interessiert, ehrlich danach getrachtet, ihre Probleme zu verstehen und hinterfragt, wo ihr Schuh drückt. Ich habe versucht, auch dann hinzuhören, wenn sie Lösungen für Probleme wollten, bei denen ich nicht helfen konnte. Heute würde man wahrscheinlich sagen: „Diese Zeiträuber einfach vergessen!" Ich habe aber versucht, keinen Unterschied zwischen den einzelnen Kunden zu machen und jedem bestmöglich zu helfen. Dabei habe ich nicht vergessen, wie als junger Mensch irgendwann einmal selbst ein Problem hatte und ich froh über jede Hilfe war. Für mich war der C-Kunde genauso wichtig wie der A-Kunde, weil auch der Gescheiteste nicht wissen konnte, wohin sich die Geschäfte drehen und entwickeln würden. Für mich war das Selektieren kein Thema, es musste auch der kleine Mann meine volle Aufmerksamkeit und Berechtigung zu umfassender Hilfe erhalten, auch wenn sich so manches nicht rechnete. Spannend war zu erfahren, was von den Leuten zurückkam: Da waren lustige Unterhaltungen wie zum Beispiel neue und gute Witze genauso dabei, wie wichtige Lernerfahrungen für meine Erwerbskombination oder neue Kontakte. Überall konnten Kenntnisse für den persönlichen Vorteil gewonnen werden: Fehlerquellen, die aufgedeckt wurden, oder neue Steine, die im Puzzle der Erfahrungen dazukamen, Erfolg genauso wie Scheitern. Mit all diesem Einsaugen von Erkenntnissen füllte sich ein Horn an Wissen, das ich bei jeder daherkommenden Problematik ausschütten und als Teil meiner Intuition nützen konnte. Das half immens, die Trefferquote zu steigern. Auch ließ mich dieses Wissen in kritischen Fällen analytische Ruhe bewahren und mit Bedacht an Lösungen herangehen.

Ich habe öfter zu meinem Kollegen und Freund Reinhart Steindl gesagt: „Merken wir uns eines. Alles, was wir tun, kommt uns irgendwie zurück, im Guten wie im Bösen!" Es ist schon vorgekommen, dass wir beim Eintreten dieser Weisheit uns an diesen Spruch erinnert und herzhaft gelacht haben.

In meiner Jugend wollte ich den besten Weg kennen lernen, um zu neuen Geschäften zu kommen. Nicht wie im Dienstvertrag beschrieben wurde, sondern durch eine eigene und praktikable Strategie, die meinen Vorstellungen entsprach. Ich lehnte das „Türklinkenputzen" strikt ab, obwohl es im Dienstvertrag angeführt war. Es hieß: „Das gesamte Verkaufsgebiet ist alle vier Jahre ... von Haus zu Haus, ohne Rücksicht darauf, ob bei der Anstalt schon Versicherungsverträge laufen oder nicht, durchzugehen."

Meine Suche nach dem einzigen erfolgreichen Weg endete ohne präzises Ergebnis. Es gibt den idealen Weg nicht, weil der Kunde im Weg ist. Die Menschen sind zu verschieden. Es bleibt immer beim Versuch. Den neuen (und mir zur Ausbildung anvertrauten) Mitarbeitern empfahl ich regelmäßig, nach einem Verkaufserfolg den Weg zu analysieren, wie das Gespräch verlaufen und weshalb der Vertrag zustande gekommen war. Sie sollten dann den Versuch starten, diesen Erfolg auf gleiche Weise zu wiederholen, aber auch neue Wege ausprobieren, um die Schatzkiste zu vergrößern. Auf diese Weise summierte sich eine immense Sammlung an Bausteinen des Erfolges. Und das war mein Zugang: ziemlich unvollständig, aber ganz schön erfolgreich. Durch Zuhören, durch ein Sich-Zeit-Nehmen für die Anliegen des Kunden, lernte ich sie näher kennen. In den Gesprächen war zunächst nicht so sehr der fachliche Hintergrund wichtig, sondern es zählten die persönlichen Lebensumstände, Freunde und Familie.

Auf diese Art kamen jede Menge neue Kontakte zustande. Das Netzwerk vergrößerte sich. Wie bei einem Baum. Stirbt ein Ast ab, treiben dafür wieder junge kräftige Triebe nach.

VIERTES KAPITEL

DER ROTE FADEN MEINES LEBENS.

Was mich ausmacht. Die Weisheiten unseres Onkel Bertl aus Graz. Tun, wovor man sich fürchtet. Philosophischer Diskurs über Gott und die Welt. Mein Hang zu Vermietungen. Politisches Engagement. Meine kleine Bauern-Soziologie. Unvereinbarkeiten erkennen und Entscheidungen treffen. Dienst ist Dienst und Schnaps ist Schnaps. Milchverkauf ab Hof und Bauernladen: Rechenübung, Geschäftsmodell und Therapie. Interview mit Hermi Böhm.

Er gibt sich nicht sofort zu erkennen. Er spannt und spinnt sich eher im Verborgenen. Es gibt ja auch von keinen herausragenden Ereignissen in meinem Leben wie einem Weltmeistertitel, einem Olympiasieg oder einem Milliardenvermögen zu berichten. Ich war kein Wunderkind, mich zeichneten keine überragenden schulischen oder sportlichen Erfolge aus, ich lag vielleicht im vorderen Mittelfeld, mehr nicht. Auch beruflich habe ich keine strahlende Führungsfunktion ausgeübt; ich war zwar in einem Verkaufsteam eingespannt, dort aber eigentlich ein Einzelkämpfer: So, wie ich mein Programm angelegt habe, so hatte ich es auch. Auch wurde ich nicht für höhere Weihen entdeckt. An sich also ein recht monotones Streben, das erst mit den Jahren eine vielseitige und schöpferische Bereicherung durch mein künstlerisches Arbeiten erfahren hat.

Wo ist nun ein roter Faden zu finden, etwas, das den Alois Rogl ganz besonders macht und ihn auszeichnet?
Ich sehe mich als eine Person jener großen Schar, die sich mit einer Gruppe Gleichgesinnter an die Spitze kämpft, um die Sache voranzutreiben. Überall, wo ich arbeite, soll es Verbesserungen geben. Ich sehe mich nicht als elitär, nicht als bevorzugt, nicht als auserwählt, sondern als ein ganz gewöhnliches Mitglied der Gesellschaft, die sich zum Ziel gesetzt hat, etwas zu erreichen. Ich bin einer, der den Wagen zieht und nicht als Kutscher auf dem Bock sitzt und mit der Peitsche knallt. Einer, der in einer kafkaesken Manier draufkommt, dass sich die Dinge nicht so leicht ändern lassen und dennoch (oder gerade deswegen) daraus lernt: So wie der Landvermesser K. im unvollendeten Roman „Das Schloss" von Franz Kafka, der einen gewaltigen, undurchschaubaren bürokratischen Apparat vor sich hat, sich der Herrschaft in diesem Schloss nähern möchte und es nicht schafft. Überall stehen Vorschriften dagegen, bei deren Überschreitung vermeintlich schlimme Strafen drohen; vom Schloss werden allerdings niemals erkennbare Sanktionen eingeleitet. K. versteht die Vorgänge zwischen Schloss und Dorf nicht und kann sich auch die untertänige Haltung der Dorfbewohner nicht erklären.

Im Gegensatz zu K. ist mir auf allen Stationen des mühsamen Weges ein Vorwärtskommen immer wieder gelungen, ich habe eine große Annäherung an das kafkaeske Schloss geschafft. Es eröffneten sich mir Wege zu erkennen, wie Strukturen ticken und wie Bürokratie nicht als Bremse funktioniert, sondern auch zum Vorteil werden kann. Auf jeder Strecke, die ich zurückgelegt habe, hinterließ ich Spuren statt Staub und viele markante Zeichen. Viele kleine Fäden haben sich zu einem Garn gesponnen: Mein roter Faden ...

Unser Onkel Bertl aus Graz war Philosophie-Professor und hat's auf den Punkt gebracht: „Am Anfang ist der Alois schwer zu durchschauen." Authentisch oder nicht? Wer genau bin ich denn?
Ich glaube, mich ganz gut zu kennen und zu wissen, was in mir vorgeht. Meine Wirkung nach außen ist aber etwas anderes. Erst wenn

sich Menschen näher mit mir einlassen, lernen sie mich kennen und fragen sich, ob sie noch denselben Alois vor sich haben, den sie kennen. Sie brauchen Zeit, um sich „ein Bild von mir" zu machen, zu unterschiedlich ist die Wahrnehmung. Deshalb kann ich meine Identität nicht allein zu Hause im stillen Kämmerlein finden, sondern brauche die Auseinandersetzung mit den Menschen und der Welt. Mit jeder Wegkreuzung, die im Laufe meines Lebens nach Entscheidungen verlangt hat, ist mein Leben reicher geworden. Unschlüssiges Herumstehen hat mich immer nur ungeduldig werden lassen. Viele Entscheidungen konnte und wollte ich nur zu zweit treffen, und das hat mir dann die Kraft gegeben, g e m e i n s a m anzupacken. Ich brauche Gegensätze, Spannungen, fließenden Strom zwischen zwei Polen, um Abenteuer auszukosten. Ich suche aber auch nach Geborgenheit, ich möchte Ruhe, um „herunterzukommen". Ich will das Neue und das Vertraute aber dabei nicht loslassen: keinen Abbruch liebgewonnener Traditionen und trotzdem die ständige Weiterentwicklung zu neuen Ufern.

Traum und Realität streiten miteinander. Ich habe eine fantastische Partnerschaft in Harmonie, aber hin und wieder gibt es drückende „Kelomat-Stimmung". Immer in Spannung durch zwei höchst unterschiedliche Pole, nie Stillstand. Stets lote ich in beide Richtungen aus, gehe an Grenzen, stoße mir den Kopf an, lasse ab, versuche den Weg erneut, wechsle die Strategie, lasse Pläne fallen und entwerfe neue. Oft bleiben Zugänge verschlossen, manchmal öffnen sich Grenzen, und ich kann in neue Erfahrungen eintauchen. Viele dieser Erfahrungen musste ich erst kennen lernen, um mich daran zu gewöhnen. Mir sind noch Worte wie: „Was hat du bloß?" in Erinnerung, nur weil ich noch in meiner alten Welt gefangen war und Geduld verlangte. Ich musste den Ausbruch aus jener Welt erst annehmen können, in der ich mich eingelebt hatte.

Tun Sie das, wovor Sie sich fürchten.
Um zu Erfolg zu kommen, fordert der Autor W. Clement Stone in seinem Buch „Der unfehlbare Weg zum Erfolg", über seinen Schatten zu

springen. Wir lesen: „Tun Sie das, wovor Sie sich fürchten, gehen sie dorthin, wohin zu gehen sie sich fürchten. Wenn sie davonlaufen, weil Sie Angst davor haben, etwas Wichtiges zu unternehmen, dann verpassen Sie oft die besten Gelegenheiten."

Ich befolgte diesen Ratschlag schon lange, bevor ich die Erkenntnis aus den Büchern gelernt hatte und immer wieder versuchte, meine Hemmungen zu überwinden. Die Überwindung der Schwellenangst war ein wesentlicher Bestandteil meiner (Erfolgs-)Strategie im Außendienst. Ich kann von Überwindung der Angst sprechen, nicht aber von ihrer Bewältigung. Irgendwie, ganz versteckt, hat sie trotzdem immer noch Gewalt über mich behalten, vielleicht auch nur unbewusst. Der Wille, etwas erreichen zu wollen, war aber immer stärker. Nach einem halben Jahr in Pension bemerke ich plötzlich, wie relaxed ich wieder bin. Am Morgen bestens ausgeschlafen, keine sorgenvollen Gedanken über das Gelingen meiner Vorhaben oder über die Zufriedenheit der Kunden. Keine Fragen wie: „Welche Überraschungen wird mir der heutige Tag wieder auferlegen?" Ich kann erwartungsvoll in den Tag starten. Das erste Mal seit Eintritt in die Volksschule mit sieben Jahren packe ich, abgesehen von den Wünschen meiner geliebten Greti, am Morgen Vorhaben an, die ich selbst bestimme und nicht andere für mich: Ein wunderbares Gefühl! Bei bestimmten Tätigkeiten aber verspüre ich noch immer ein Zuschnüren der Kehle, bei anderen nicht. So ein Ereignis ist zum Beispiel hin und wieder das Wegfahren mit dem Auto von zu Hause. Wer weiß, warum das so ist? Vielleicht der Preis für die jahrzehntelange Überwindung dieser Hemmschwelle?

Bei einem Seminar der Oberösterreichischen Versicherung vor Jahren, sprach der Vortragende über Bewältigung unüberwindbar scheinender Hindernisse: „Wenn man etwas macht, das man innerlich ablehnt, hat das im Körper die Wirkung von Gift, das man zu sich nimmt." Zum Beispiel behaupte ich: „Die Überwindung der Angst ist Gift! Schädigung für den Körper. Man tut etwas, wovor uns die unbewusste Ebene unserer Gefühle abrät, also warnt."

Der Vortragende meinte weiter: „Damit es zu keiner Vergiftung kommt, nimmt man das Gift vorerst nur in kleinen Dosen. Der Körper lernt damit umzugehen und sollte schließlich dagegen komplett immun werden, um dann größere Mengen zu vertragen, bis schließlich eine komplette Verträglichkeit eintritt."

Die Frage ist nur, ob sich diese Immunität für immer und bei jedem gleich aufbaut und lebenslang erhalten bleibt, oder doch wieder einmal abflacht oder vielleicht komplett verschwindet. Ich habe jedenfalls bemerkt, dass meine Nerven mit der Zeit nicht mehr wie gewollt mitgespielt haben, und hoffe, mit meiner vorzeitigen Pensionierung die richtige Entscheidung getroffen zu haben. Jedenfalls muss ich keinerlei „Gegengift" in Form von Psychopharmaka einnehmen. Glaubt man der Studie unter Leitung von Markus Böckle vom Zentrum für Psychosomatische Medizin und Supervision, die in der „Zeitschrift für Psychosomatische Medizin und Psychotherapie" im Dezember 2015 veröffentlicht wurde, dann schluckten 2013 in Österreich 840.000 Personen ständig Psychopharmaka! Eigentlich erschreckend, was wir aufführen.

Mein Wille, etwas erreichen zu wollen, war immer stark!
Seit wann war das so?
Schon als Bub mit 10 Jahren antwortete ich meiner Mutter auf ihre Frage: „Was willst Du einmal werden?", mit: „Ich will einmal etwas erfinden, das es noch nicht gibt!". Natürlich konnte ich noch nicht definieren, was das sein könnte und wie es sich in der Praxis abspielen sollte. Aber schon als Vierjähriger zerlegte ich Spielzeugautos oder schraubte Geräte auseinander, bei dessen Zusammenbau dann immer einige Teile übrig blieben. Oder ich experimentierte mit meinem Elektronikbaukasten, wobei ich nur mit Mühe (oder gar nicht) die in der Anleitungen beschriebenen physikalischen Abläufe verstehen konnte. Ich wollte aus Altholz immer wieder Häuschen bauen oder im Stadel Strohburgen stapeln. Das war die Welt, die mir gefiel und in der ich mich heimisch eingerichtet hatte.

Aber so um das fünfzehnte Lebensjahr veränderte sich – wahrscheinlich der Pubertät geschuldet – meine einigermaßen angepasste Denkweise. Ich wurde plötzlich aufmüpfig, dachte eigenständiger als früher und war in meinen Handlungen auch viel zielstrebiger. Ich bekam – und war sehr stolz darauf – ein schon recht gebrauchtes rotes Moped, eine „Schlurfrakete" der Marke KTM Komet. Mit dieser neuen Mobilität wuchsen natürlich auch die Reichweite und meine physische Freiheit, die ich mit meinen Schulkollegen intensiv auskostete. Um auf mich aufmerksam zu machen und mein Revier akustisch zu markieren, wurde natürlich sofort der Auspuff der Komet „ausgeräumt" und ausgebrannt. Der Sound musste unverkennbar und die Lautstärke möglichst knapp an der Verträglichkeitsgrenze sein. Meine Mutter war entsetzt, wenn ich jetzt plötzlich sagte, was ich dachte: „Aber Loisi was ist denn mit Dir los, Du warst doch immer so ein braver Bub?". Zwar war ich zu Hause nach wie vor hilfsbereit, aber ich wusste die Konsequenzen zu ziehen; in meinen Gedanken war ich ein ziemlicher Schelm. Weniger dazu beigetragen hat die Erziehung meiner Mutter, die folgsame, auch ein bisschen g'schamige Kinder gerne hatte, sondern vielmehr der Umgang mit den neuen Schulkollegen im Internat. Dort prallten die revolutionären Ideen und Ansichten von Halbwüchsigen, sich gegenseitig reibend und ermunternd, intensiv aufeinander. Ich kann nicht bestreiten, dass meine Charakterformung in dieser Zeit von diesem kameradschaftlichen, freigeistigen, vielleicht auch ruppigen aber keinesfalls bösartigen Umgang massiv beeinflusst und entscheidend infiltriert wurde. Ich wollte unter keinen Umständen als Angsthase gelten und machte bei den vielen Späßen in der Klassengemeinschaft mit. Ich will hier gar keine zu intensive Beichte über Jugendsünden ablegen. Es war eine lustige Zeit! Das muss genügen.

Ich wurde zwar weder Techniker noch Erfinder, zähle mich aber heute noch zu den innovativen und lebendigen Geistern, die nicht vergessen habe, wie sie in der Jugend gedacht haben, und denen immer noch bei allen sich bietenden Gelegenheiten eine oder gleich mehrere praktikable Lösungen für gefinkelte Probleme einfallen. Was an

Einfällen zu viel daherkommt, wird einfach wieder fallen gelassen, wie bei den Seminaren nach einem Brainstorming. Nur: Es kann eine Idee gar nicht so blöd sein, dass sie nicht aufgenommen und über sie nachgedacht wird. So spielt sich in meinem Haus noch immer etwas ab.

Philosophischer Diskurs über Gott und die Welt.
Vor kurzem fragte mich ein Freund, ob es einen Gott gibt. Er, ein bekennender Grüner, vermutlicher Atheist und geschädigter Internatsschüler – wollte mich vielleicht prüfen: „Gibt es für dich Gott?" Meine (nun vereinfachte) Antwort: „Sicher gibt es Gott, die Frage ist nur, wie wir Gott definieren! Gott ist nicht gegenständlich, er hält sich auch nicht an einem bestimmten Ort auf, Gott ist Wort, Gedanke, geistige Autorität, Gewissen." Seine Antwort: „Damit kann ich gut leben."
Eine Hilfe zur Beantwortung dieser Frage gab mir vor langen Jahren DDr. Engelbert Lackner, Professor für Philosophie und Psychologie an der Pädagogischen Hochschule in Graz, unser Onkel „Bertl" aus Graz. Er ist der einzige Onkel meiner Frau, Ehemann der Schwester ihres Vaters. Ein typischer Philosoph! Bei jedem Treffen hatte er stets neue Gedanken auf Lager. Bei einem seiner zahlreichen Besuche ließ er Greti und mich einen IQ-Test ausfüllen, der sowohl bei mir als auch

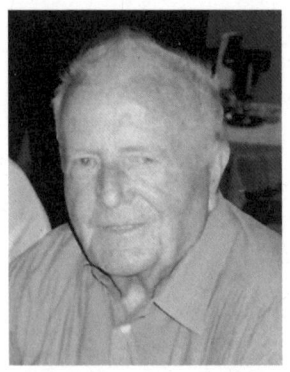

bei ihr erfreulicherweise sehr gut ausfiel. Ein anderes Mal lud er uns zu seiner Vorlesung über Psychologie an die Pädagogische Akademie in Graz ein. Er sprach über den „Carpenter Effekt", ein Phänomen, das unser Gehirn die Bewegungen anderer Personen möglichst realitätsnah innerlich nachbilden und das Verhalten der beobachteten Personen nachmachen lässt. Ein Bespiel für diesen Effekt ist, wenn zwei Personen einander gegenüber sitzen und ihre Körperhaltung zeitgleich spiegeln. Die Propagandaindustrie nutzt diese Tendenz bei der Werbung mit Testimonials (Gottschalk - Gummibärli).

Auch war er Verfasser hochkonzentrierter philosophischer Denkansätze. Gerne lieferte er sich Duelle mit der Geistlichkeit. Einmal fragte er mich: „Was ist das Geheimnis des Glaubens? Auf meine Antwort: „In der Kirche beten sie: Deinen Tod o Herr verkünden wir und Deine Auferstehung preisen wir", meinte er: „Das erzählen die Pfarrer. Das wirkliche Geheimnis des Glaubens ist, dass in toter Materie Geist steckt, wir uns darüber Gedanken machen und diese gegenseitig austauschen können." Er beschreibt in seinem Aufsatz Die Philosophie der Pädagogik den Begriff Seele: „Ich bin Seele, entseelt ist der richtige Ausdruck für Tod. " Auf meine Frage, wie er Philosophie definiere, gab er zur Antwort: „Man versteht darunter: Menschlich Belangvolles erkennen. Die Philosophie will die menschliche Existenz, das Leben und die Welt hinterfragen." Onkel Bertl lehrte nicht nur Philosophie, er war durch und durch die verkörperte Wissenschaft selbst. Ein Pfarrer definierte das einmal anders. Er meinte: „Philosophie ist, sich über Belangloses zu unterhalten!" Ein anderes Mal fragte Onkel Bertl: „Was versteht man unter Gott? Die Antwort gibt die Bibel in ihrem „Evangelium nach Johannes, Kapitel 1", behauptet er. Ich gebe den Text hier wieder: „Im Anfang war das Wort, / und das Wort war bei Gott, / und das Wort war Gott. Im Anfang war es bei Gott. Alles ist durch das Wort geworden / und ohne das Wort wurde nichts, was geworden ist." Diese Worte ließen mich klar erkennen, wie die Philosophie an das Thema herangeht. Gott ist Geist und nicht Materie. Wenn ein Vorhaben in Planung ist, wohnt es noch bei Gott. Durch die Umsetzung ist es „Fleisch" geworden. Ohne Gedanken und Ideen (= Gott) ist nichts geworden.

> „Die Religionen lehren uns nicht die Definition von Gott, wie es die Bibel beschreibt, sondern erzählen uns, was sie mit ihren jeweiligen Dogmen daraus gemacht haben", so Onkel Bertl. „Sie verlangen in ihren stets zu wiederholenden Bekenntnissen, das zu glauben, was sie vorgeben."

Weshalb ich einen besonderen Hang zu Vermietungen habe.
Wir fuhren mindestens einmal im Jahr auf Besuch nach Linz zu Göd und Goli auf das Helmlgut. Das war immer sehr amüsant, weil es da immer lustig zuging. Onkel Karl erzählte Witze und war ein lustiger Gödi. Es gab ein feines Festessen, interessante Gespräche über die Wirtschaft und Spaß mit den Cousins und Cousinen. Und auch den üblichen Rundgang durch Haus und Betrieb absolvierte man gerne. Man hatte viel herzuzeigen. Onkel Karl produzierte in seinem Glashaus Salat, Gurken und Paradeiser für den Markt und die Metro. Auch pflanzte er jede Menge Erdäpfel, die er - wie mein Vater nach der Ernte – in 50-Kilo-Säcken an die Siedler lieferte. In der Neuen Heimat wuchsen die Häuser wie die Schwammerl aus dem Boden. Alles ein einträgliches Geschäft, sogar die Senkgruben entleerte er ihnen, bevor es Kanalisation gab. 1963 riss er einen Teil seines Hausstockes weg und baute den Wohntrakt von Grund auf neu. Die Milchkuhwirtschaft stellte er ein und verlegte sich auf Gemüsebau. Auch wickelte er Baugrundgeschäfte ab und investierte das Geld in Wohnungseigentum und Garagen. Mir gefiel das schon als kleiner Junge besonders gut, weil da Geld „ohne" viel Arbeit hereinkam. Dieser Gedanke verfolgte mich Zeit meines Lebens.

Als Gebietsleiter der Oberösterreichischen Versicherung hatte ich die Umlandgemeinden Wilhering, Leonding und Traun zur Betreuung und da fiel mir auf, dass viele große Stadtrandbauernhäuser leer standen und ihre Bewirtschafter auf viehlose Wirtschaft umgestiegen waren. Viele von ihnen bauten um und vermieteten ihre Scheunen, Remisen und Ställe, und ich erkannte, dass das nicht die ärmsten Bauern waren. Und wieder verstärkte das meinen dringenden Wunsch, in dieser Richtung aktiv zu werden. Nur leider spielte da mein Vater nicht mit, der war ein beharrender Typ. Weitermachen, wie es immer war, und die Wirtschaftsweise bis zur Übergabe ausschleichen lassen. Sicher hatte es auch etwas Gutes, dass nicht in eine mir unwillkommenen Richtung investiert wurde. Er hatte Geld gespart und konnte meine Geschwister auszahlen. „Es soll dir zugutekommen", meinte er.

Nach der Übernahme des Bauerngutes mit 1.1.1991 setzte ich dann meine Ideen um.

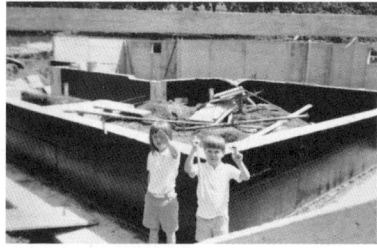 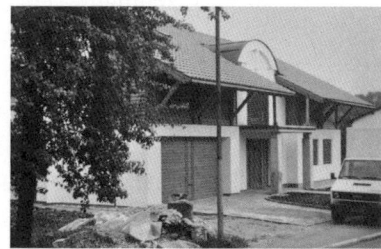

Wir waren 1989 in das neue Haus umgezogen, und ich konnte zum Start sofort unsere alte Familienwohnung im Bauernhaus vermieten.

Mein politisches Engagement.
Meine Meinung zur politischen Haltung war von Anfang an klar und hat sich auch nicht geändert. Auch war ich immer politisch interessiert und bereit mitzuhelfen, wollte jedoch eher kein politisches Amt wegen der Interessenskollisionen mit dem Beruf anstreben. Ich hatte das Gefühl, es werde in der Firma nicht so gern gesehen. Trotzdem fiel

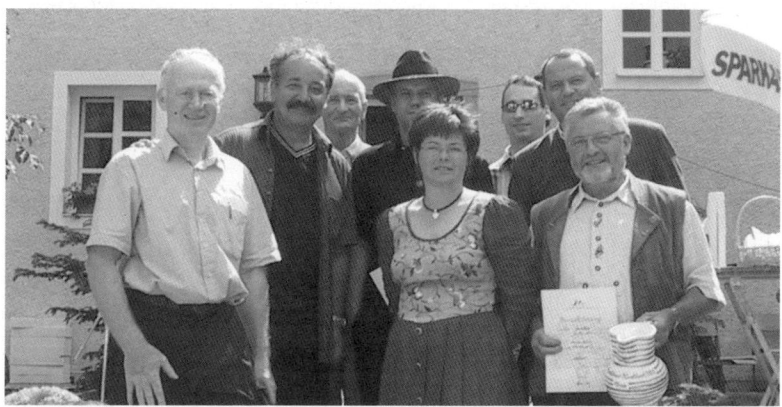

Die Preisträger der Mostkost 2003
V.l.n.r.: Alois Rogl, BGM Walter Ernhard, Johann Wörndl, Dietmar Bergmayr, Ortsbäuerin Ursula Baumgartner, Gerald Hamberger, LAbg. Wolfgang Stanek und Josef Platzl

mir auf, dass in unserem Unternehmen auffällig viele Bürgermeister als Vertreter erfolgreich tätig waren und beide Ämter bestens kombinierten. Als meine Freunde bei mir anklopften, ich solle den Bauernbundobmann machen, war auch klar, dass ich in den Gemeinderat ziehen und Farbe bekennen musste.

Ich wollte durch meine Kontakte möglichst wenig zusätzliche Arbeit haben, sondern die Kombination beider Tätigkeiten bestens nützen. Auch bei der politischen Arbeit ist es nicht anders als im Verkaufsaußendienst: Man muss sich für die Leute interessieren und zuhören. Als Vertreter einer Minderheit im Gemeinderat war ich allerdings nicht in der Lage, die Wünsche der Leute zu erfüllen, sondern konnte ihnen nur zuhören und eventuell Wege aufzeigen.

Die politische Arbeit ließ sich dann wirklich gut verbinden, weil ich ohnedies die ganze Woche im Ort unterwegs war. Es öffneten sich neue Kontakte und Bekanntschaften und war ein weiterer Baustein in meiner Fruchtfolge.

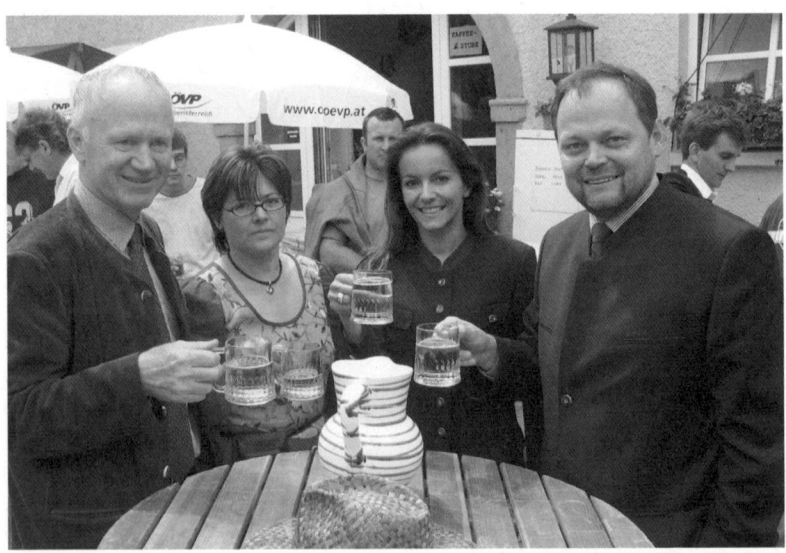

V.l.n.r.: Bauernbundobmann Alois Rogl, Ortsbäuerin Ursula Baumgartner, Maria Moser von Moser Reisen und Landesrat Dr. Josef Stockinger

Meine kleine Bauern-Soziologie.
„Wer Bauer sein will, muss den Hof entweder von seinen Eltern oder der Verwandtschaft bekommen beziehungsweise in einen Betrieb einheiraten, sonst geht sich das nicht aus. Kaufen kann man so was nicht so einfach", sagte ich einmal zu meinem sehr interessierten Nachbarbuben, der gern bei der Heuernte auf dem Kotflügel meines Traktors mitfuhr. Mittlerweile hat seine Mama tatsächlich einen Bauern geheiratet; ob Zufall oder nicht – keine Ahnung.

Dieses ungeschriebene Gesetz war auch der Hauptgrund dafür, dass früher innerhalb der Bauernschaft so massiv verkuppelt wurde: Man wollte den Fortbestand am Erbhof sicherstellen. Ebenso im Falle von Kinderlosigkeit oder plötzlichen Todesfällen. Nicht nur in Ansfelden sind die Bauern untereinander derart dicht miteinander verwandt, dass man nur so staunt. Ein landwirtschaftliches Bauerngut bedeutete in früherer Zeit eben Einkommenssicherheit und eine höhere Stufe im Stand. Auf Dienstboten und Arbeiter wurde herabgeschaut, man nannte sie unter Umständen auch Pöbel, und die Leute waren früher wesentlich obrigkeitshöriger als heute und trachteten danach, etwas zu gelten. Vor allem bedeutete ein Bauernhaus aber Ernährungssicherheit, in unsicheren Zeiten eine Überlebensfrage. Die Bauern waren am Land die größten Arbeitgeber und Investoren, dementsprechend hoch war ihr Status in der Gesellschaft. Auf der anderen Seite waren diese stolzen Leute auch die Feindbilder ganzer Gesellschaftsgruppen.

So ist auch zu erklären, dass dieser schwelende Konflikt im Jahr 1934 nach Nettingsdorf (Nähe zur Papierfabrik) überschwappte, als man mit der Einführung des Ständestaates die sozialdemokratischen Schutzbündler entwaffnete: Der Fanatiker Buttinger erschoss den Bauern und Obmann der Christlich-Sozialen Heinrich Pollhammer.

Auf dem Land waren die namhaftesten Bauern gleichzeitig Bürgermeister. Der Bruder meiner Urgroßmutter war nach dem Ersten Weltkrieg der erste Bürgermeister von Ansfelden, ein großer Bauer und Rosshändler in Berg bei Ansfelden. Diese Tradition setzte sich bis zum Zweiten Weltkrieg fort. Erst 1946 wurde aufgrund des Bevölkerungszuwachses in der Arbeiterschaft ein sozialistischer Bürgermeister gewählt. Wie überall sonst auch waren die Bauern von Ansfelden untereinander „in Klassen eingeteilt". Das stand zwar nirgends geschrieben, aber jedermann wusste, wer wie einzustufen war. Das drückte sich schon dadurch aus, dass am Sonntag beim Frühschoppen im Gastzimmer jeder seinen Platz am Tisch hatte. Das waren Hierarchien, die sich einerseits nach Grundausmaß oder der Dicke der Brieftasche richteten oder andererseits nach dem Selbstbewusstsein. Auch bildeten sich Gruppen nach Alter, Ortschaften, Nachbarschaften, Freundschaften und Interessengemeinschaften heraus. Was heutzutage nahezu ausgestorben ist: Am freien Sonntag gingen alle in die Kirche und anschließend in das Gasthaus. Dort wurde an den Bauerntischen über Politik, Wetter, Wirtschaft und sonstigen Dorftratsch fabuliert. Diese Gelegenheiten nützte auch ich, um in die örtliche Bauernschaft einzutauchen. Man war dort mehr bekannt als man selbst glaubte.

Damit die agrarische Clique auf gewohnt erbliche Weise in die Zukunft gehen konnte, bildete die Mitgliedschaft bei der Landjugend die Möglichkeit, die jungen Nachfolgerinnen und Nachfolger kennenzulernen. Sowohl örtlich als auch überregional war sie ein hervorragendes Instrument, den bäuerlich-internen Heiratsmarkt am Köcheln zu halten. Verkuppelung war in meiner Jugendzeit nicht mehr so angesagt wie früher, aber die Eltern erwarteten sich trotz Liebesheirat immer noch standesgemäße Partner. Obwohl das auch damals eine schwere Aufgabe war, funktionierte es noch ziemlich gut, weil ein Hofübernehmer in den sechziger, siebziger und achtziger Jahren immer noch „eine gute Partie" war. Mittlerweile klagen viele Mütter über den Mangel an angehenden Bäuerinnen, weil viele Übernehmer unverheiratet bleiben. In Ansfelden stellt sich diese Lage noch nicht so dramatisch dar, aber ein Singledasein ist der Ausdruck des Zeitgeistes, der auch vor den Bauern nicht Halt macht. Ansfelden hat durch seinen städtischen Charakter eine offenere Bauernschaft als reine Agrargemeinden. Die bäuerlichen Familien schauen darauf, dass ihre Kinder eine gute Ausbildung bekommen und einen einträglichen

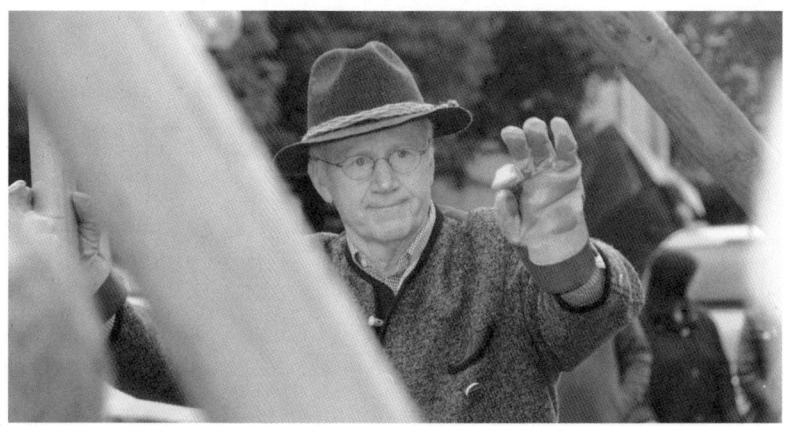

Zweitberuf anstreben. Ich sehe mich selbst – dank meiner Eltern – als einen Pionier dieser Entwicklung. Vielleicht bin ich der einen oder anderen Familie in dieser Hinsicht sogar ein Vorbild. Als ich in der Bauernschaft aktiv wurde, ging es mit dem Bauernstand gerade massiv bergab. Im Jahr 1995 trat Österreich der EU bei, und die Preiseinbußen bei den Agrarprodukten waren groß. Die Bauern stimmten nur deshalb dem Beitritt zu, weil man für die Umsatzeinbußen entsprechend große Ausgleichszahlungen versprach.

Jörg Haider wetterte dagegen und wurde in dieser Zeit immer stärker. Auch in Ansfelden hatte das auf die Arbeit in der Bauernschaft große Auswirkungen. Viele verstanden nicht mehr, wie die konservativen Politiker die Bauern so „verraten" konnten, es blieb ihnen jedoch nichts anderes übrig, als mit diesem Zug mitzufahren. Österreich verkaufte viel Industrieproduktion ins Ausland und musste umgekehrt Agrarprodukte ins Land hereinlassen. Unter diesen trüben Vorzeichen stieg ich in die Ortspolitik ein. Es war ein großes Wagnis für mich, weil ich einerseits die Bauernschaft im Gemeinderat vertreten musste und auf der anderen Seite mit allen Bewohnern Geschäfte machen wollte. Ein ziemlicher Spagat, der zu bewältigen war, noch dazu in einer Gemeinde mit absoluter sozialdemokratischer Mehrheit. Durch Engagement und Offenheit gelang mir diese Übung aber ganz gut, unsere Volkspartei schnitt trotz dieser Vorgaben ganz passabel ab. Gerne hätte ich das Amt des Bürgermeisters angestrebt, aber ich wollte auch nur bei jenen „Spielen" mitmachen, die auch zu gewinnen waren. Somit war dieses Ansinnen nie ein ernsthaftes Thema. Die ÖVP hatte nur 7 von 37 Mandaten, da würden zu wenige Mitbürgerinnen und Mitbürger einen „Bauernbuben" wählen, das war klar. In internen Umfragen wusste ich zwar, dass ich die höchsten Sympathiewerte hatte, aber auch starke Ablehnung.

Nach zwei Perioden (12 Jahre) konnte ich 2009 die Funktionen im Gemeinderat und in der Bauernschaft in jüngere Hände legen. Ich blieb ihnen aber immer positiv verbunden und ließ sowohl die Bauern als auch die ÖVP jährlich ein Grillfest bei uns am Bachbauerngut abhalten.

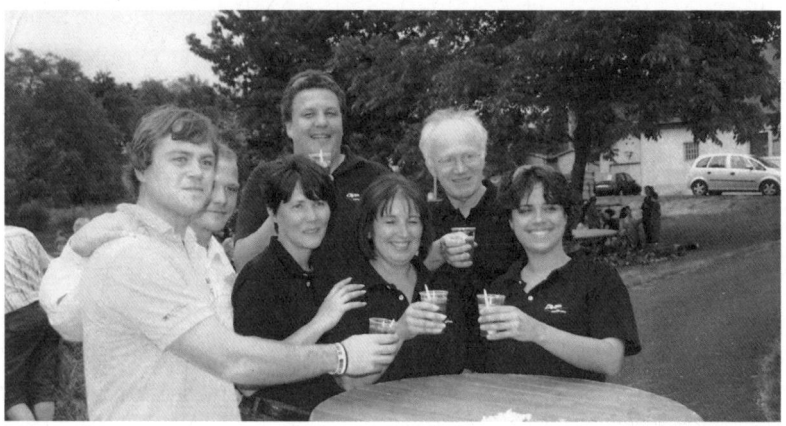

V.l.n.r.: Thomas Rogl, Andreas Neuhauser, Petra Samhaber, Gerhard Sandmayr, Andrea Hettich, Alois Rogl und Katrin Schmirl

Unvereinbarkeiten erkennen und Entscheidungen treffen.
Obwohl ich Tiere gern habe, sie verstehe und gut mit ihnen umgehen kann, will ich in meinem Haus keine mehr sehen: Weder Hund noch Katze und auch keine Meerschweinchen, Hamster oder Hasen. Ich werde immer wieder mit meiner Aussage zitiert, die ich gemacht habe, wenn unsere Kinder gerne Haustiere haben wollten: „Mein Leben hat erst angefangen, als das letzte Vieh aus dem Stall gegangen war!"

Kaninchen und Meerschweinchen musste ich akzeptieren, weil sie die Kinder unbedingt wollten: Ich baute ihnen einen Hasenstall, versorgte sie später selbst, als die Kinder ein wenig das Interesse an ihnen verloren hatten, und musste die Tiere schließlich auch noch schlachten, so leid sie mir auch getan haben.

Ich lehne Haustiere deshalb ab, weil Tiere versorgt werden wollen, sie meinen Alltag und Beruf einschränken und ich sie andererseits keinesfalls vernachlässigen will: Täglich füttern, den Mist wegräumen und sie versorgen – all das passte einfach nicht in meinen Berufsalltag. Ich musste für das Versicherungsgeschäft sofort und auf Abruf verfügbar sein, und da waren regelmäßige und zeitgebundene Arbeiten nicht unterzubringen. Ich konnte bei einem Problem nicht eine Woche später bei den Kunden erscheinen, sondern musste es sofort lösen. Schon als kleiner Bub registrierte ich, wie schön es andere Eltern im Vergleich zu den meinen hatten: Andere Eltern genossen ein freies Wochenende, meine Eltern mussten arbeiten. Andere Eltern waren am Abend nach Dienstschluss bei den Kindern und konnten regelmäßig auf Urlaub fahren, meine Eltern nicht. Meine Eltern kamen erst nach sieben Uhr vom Stall herein und arbeiteten wie in zwei Berufen: Untertags auf dem Feld und im Hof, am Morgen sowie am Abend im Stall ... und das an 365 Tagen im Jahr: egal, ob Samstag, Sonntag, Weihnachten, Ostern oder an sonstigen Feiertagen. Ohne Stallarbeit ging es einfach nicht.

Obwohl ich das nicht anstrebte, blieb mir nach der Matura im Jahr 1974 zunächst nichts anderes übrig, als kräftig mitzuarbeiten, wenn ich den Bauernhof einmal übernehmen wollte. Und das hatte ich vor. Eigentlich ging mir die Arbeit mit den Tieren geschickt von der Hand, und ich konnte gut mit ihnen umgehen: Von der Schule brachte ich ein perfektes und aktuelles Fachwissen über moderne Tierproduktion mit. Ich beherrschte auch das Melken der Kühe und tat es auch, wenn meine Mutter wegen eines Spitalsaufenthaltes oder der Teilnahme an einem Ausflug nicht selbst melken konnte. Auch wusste ich, was bei Geburten zu machen war, und ersparte uns einige Male den Tierarzt: „Du, Lois, die Sau sollte schon längst mehr Junge haben. Schau dir das an." Ich versorgte das Muttertier und half ihr bei der Geburt. Ein anderes Mal lag das Kalb nicht ganz richtig im Geburtskanal, ich machte meine Arme nass und spielte Geburtshelfer. Die fehlgestellten Vorderfüße verhinderten ein Austreten der Frucht, ich hob sie heraus, und die Kuh gebar ein gesundes Kalb.

Nicht nur im Stall stellte ich mich geschickt an, auch in Haus und Hof hatte so manche Reparatur auf mich gewartet. Ich stellte eine kleine Hofwerkstatt zusammen und konnte so ziemlich alles selbst reparieren oder zusammenschweißen, vom Dach bis zu den Maschinen.

Schließlich nach 17 Jahren Mithilfe bei den Eltern, bei der ich den Urlaub in erster Linie nach dem Arbeitsanfall am Hof einteilte, verließen die Tiere den Stall, und ich erledigte von dort an nur mehr die Feldarbeit. Mit zunehmender Verlegung des Schwerpunktes auf das Versicherungsgeschäft, lagerte ich die Arbeiten schließlich an den Maschinenring aus.

Es war oft ziemlich lustig, wenn auf einer Autofahrt - vorbei an unseren Feldern - ein Gespräch über das Bauersein geführt wurde und ein Mitfahrer ganz verständnislos die Frage stellte: „ Herr Rogl und da fahren Sie selbst mit dem Traktor auf dem Feld?"

Dienst ist Dienst und Schnaps ist Schnaps.
Greti schaut in regelmäßigen Abständen in unserem Haus nach den Dingen, die sie neu sortieren und wieder zusammenlegen sollte. Von diesen alten Gebrauchsgegenständen fiel mir vor kurzem unsere alte Schnapswaage (Alkometer) in die Hände. Dieses oben und unten verschmolzene Glasröhrchen mit einer Papierskala an der Innenseite und Quecksilber in einer Blase diente der Dichtemessung von alkoholischen Flüssigkeitsgemengen und somit auch der Bestimmung der Volumenprozente unseres selbstgebrannten Schnapses. Alkohol ist weniger dicht als Wasser und kann auf diese Weise im Gemenge auf den Prozentgrad gut bestimmt werden.

Diese Schnapswaage fällt unter „kostbare Erinnerungsstücke". Man füllte den zu bestimmenden Schnaps in einen Messzylinder und versenkte darin das Alkoholmeter. Je hochprozentiger der Schnaps war, desto tiefer sank das Alkometer aufgrund der niederen Dichte von Alkohol in das Destillat ein. An der Papierskala konnte man dann den Alkoholgehalt ablesen. Schnapsbrennen war im Winter immer eine willkommene Abwechslung vom gewohnten Alltag, weil es dadurch in unserem Bauernhaus immer wärmer als sonst war und weil sich ein ganz eigener Duft im Haus verbreitete. Es war eine schwangere Mischung aus Rauchgas und dem entweichenden Destillat, auch herrschte zu dieser Zeit beim Bachbauern immer eine entspannte Atmosphäre. Hin und wieder kamen Mostkunden vorbei und gesellten sich zu meinen Vater zwischen Vorhaus und Garage und leisteten ihm Gesellschaft. Hier stand früher einmal der Erdäpfeldämpfer, in dem die Kartoffeln für das Saufutter gekocht, zerstampft und mit Getreideschrot zu einem herrlichen Schweinemenü aufbereitet wurden. Neben der Brennerei nahmen die Herrschaften Platz und nutzten die Gelegenheit sich aufzuwärmen und gleich ein Stamperl vom frischen Schnaps zu kosten. Ihnen gefiel die beschauliche Atmosphäre mit dem kochenden Kessel und so blieben sie auch mal länger als üblich sitzen. Besonders ein pensionierter Vizeleutnant aus dem Zweiten Weltkrieg namens Hinterwirth war so ein Sitzenbleiber.

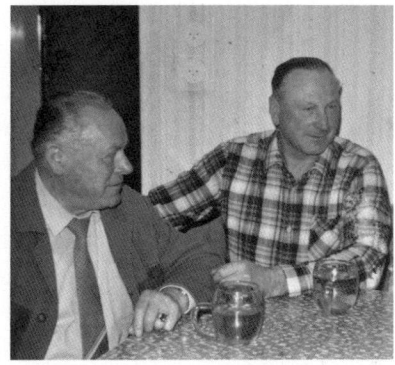

Er verstand sich prächtig mit meinem Vater, war ein guter Gast und führte ordentlich Schmäh. Auch nahm er hin und wieder weitere Freunde zu uns mit. Sie erzählten sich immer wieder dieselben alten Geschichten vom Krieg, wo sie gewesen waren und was sie alles erlebt hatten. Ich erfuhr bei einer solchen Gelegenheit, dass mein Vater zu Kriegsende an der Weichsel gefangen wurde und bis Dezember 1947 im Werk Uralmasch in Swerdlowsk gleich hinter dem Uralgebirge an der Grenze zwischen Europa und Asien in einem Stahlwerk

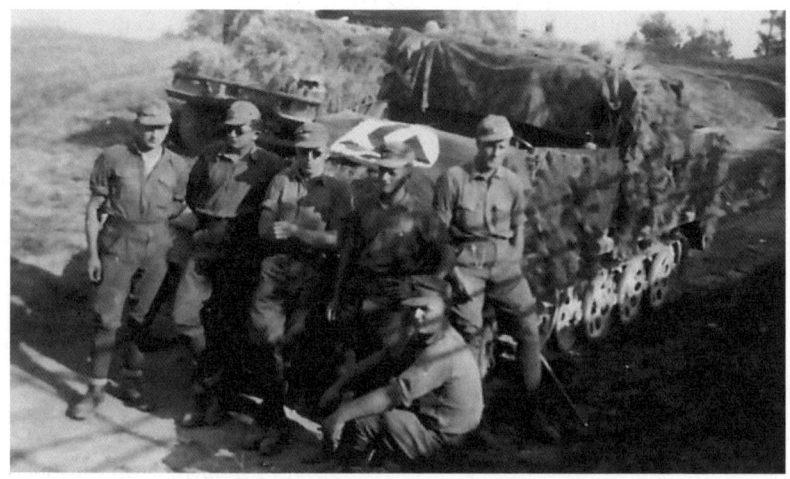

Mein Vater bei der Artillerie im zweiten Weltkrieg. Wir sehen ihn ganz links neben seinen Kameraden vor ihrer Zugmaschine.

als Kriegsgefangener arbeiten musste. Komplett abgemagert sei er mit 42 kg Körpergewicht drei Tage vor Weihnachten nach Hause gekommen; aber es hatten nicht nur die Gefangenen wenig zu essen gehabt, sondern auch die Russen selbst, erzählte er. Er sprach davon, wohin es ihn überall verschlagen hatte: von Deutschland nach Frankreich, Italien, Russland und bis nach Ostpreußen. Im Dezember 1947 sollte er aus der russischen Gefangenschaft entlassen werden. Beim Durchschreiten der angetretenen deutschen Kriegsgefangenen beanstandete ein Offizier die zerrissenen Schuhe meines Vaters und forderte ihn auf, sich aus der Rüstkammer neue zu besorgen. Als er dann zur Abteilung zurückkam, musste er sich am Ende der Linie einreihen. Es wurden 1.000 Mann für die Heimreise abgezählt, und genau vor ihm war der 1.000er voll. Er konnte mit diesem Transport nicht mehr mitfahren. Der „Trost", dass in den nächsten 14 Tagen wieder ein Transport Richtung Heimat abginge, war ziemlich schwach. Die Warterei ließ ihn fast verzweifeln. Man muss sich vorstellen, was das nach zweieinhalb Jahren Gefangenschaft bedeutet haben musste. „Das waren die längsten 14 Tage meines Lebens", klagte er.

Öfter musste ich beim Schnapsbrennen helfen, das Feuer hüten und wachen oder beim Umfüllen die Kübel voll Most aus dem Keller schleppen. Das Entleeren der kupfernen Brennblase und das erneute Befüllen mit Most hatte schnell zu erfolgen, damit gleich wieder weitergeheizt werden konnte. Es dauerte über eine Stunde, bis der Most auf eine Temperatur von etwa 90° kam. Das war ein wichtiger Zeitpunkt, denn der Most konnte schäumend überschießen und Trübstoffe mitnehmen, was unter keinen Umständen passieren durfte. Hatte ich eine zu große Hitze im Ofen, musste ich mit etwas Wasser ablöschen oder besser schon rechtzeitig vorher weniger Holz nachlegen. Papa hatte dafür ein besonderes Gefühl entwickelt. Auch durfte die Temperatur nicht zurückgehen, denn dann dauerte es wieder länger, bis der Schnaps rann. Es galt also, gleichmäßig zu heizen. Vom Finanzamt war angeordnet, dass jeder Schnapsbrenner eine vorgeschriebene Brenndauer einzuhalten hatte, innerhalb derer man die ansonsten plombierte Brennblase öffnen durfte. Es ist schon mal vorgekommen, dass der Finanzbeamte gleich nach Brennschluss vorbeischaute und die Einhaltung der Vorschriften kontrollierte. Die Missachtung der Bestimmungen konnte bis zur Beschlagnahme des Brenngerätes führen, die Strafen waren drastisch. „Man muss schleunig arbeiten", sagte Papa.

Er verstand es, dass der Schnaps in einem dünnen Strahl kontinuierlich und ohne zu pfauchen aus dem Röhrchen vom Kühlfass in die Glasflasche rann. Erreichen konnte er dies nur durch ein genau dosiertes Feuer, indem er die Luftzufuhr mit dem Ofentürl entsprechend steuerte. Maische (ein Frucht- und Saftgemisch) konnte mit unserer Brennanlage nicht verarbeitet werden, weil wir kein Wasserbad als Puffer zwischen Feuer und Kessel hatten, sondern die Flammen direkt an die Kupferwand schlugen und dadurch die Maische leicht anbrennen konnte. Der Schnaps, der aus unserer Destillerie kam, hatte nach dem zweiten Brand einen Alkoholgehalt zwischen 60% und 80% und war ungenießbar. Um verzehrfertigen Schnaps zu bekommen, musste man ihn noch mit destilliertem Wasser auf 42% verdünnen. Heutzutage brennt kaum noch jemand alten Most, der aufgrund seiner

Fehler oder der guten Ernte übrig geblieben war. Nach dem Krieg wäre es viel zu schade gewesen, den Most auszuschütten. Heute maischen Schnapsbrenner nur mehr feinste reife Frucht ein und fermentieren sie mit gezüchteter Gärhefe bei einer Temperatur um die 15 Grad Celsius, ehe sie sie dann zu Edelbrand mit feinsten Fruchtnoten destillieren. Damals reichte es, wenn der Schnaps scharf genug war, und es wurde viel mehr davon getrunken als heute. Wir verkauften den sogenannten Sauhäuternen zur Gänze an unsere Laufkundschaften ab Hof.

Vom fertigen Destillat wurde auch nicht die gesamte Ausbeute getrunken. Speziell den Vorlauf, das sind die ersten Liter einer Füllung – unter Umständen ist giftiger Fusel dabei - verwendete meine Mutter zum Einreiben bei Verletzungen für sich selbst aber auch für die Tiere. Er war fixer Bestandteil unserer selbstgemachten „Hausapotheke"...

Milchverkauf: Nähe zu Markt und Kunden.
Als unser Sohn Thomas begann, im Bauernhaus einen Teil seines Dachbodens für Wohnverstärkung auszubauen, nützte ich die Gelegenheit, um mich dort nach Gerümpel umzusehen. Mir fiel eine alte 20 Liter fassende Milchkanne auf, die wir zum Milchverkauf ab Hof verwendet hatten. Ich wollte sie nicht entsorgen, sondern weiter als Erinnerungsstück aufbewahren und ließ sie an ihrem Platz stehen. Mir fiel ein:

Regelmäßig um 18 Uhr stellten sich die Kunden bei uns in der Küche zum Kauf frisch gemolkener Milch an. Während der Kriegszeit und kurz danach herrschte großer Mangel, und zur Versorgung der Bevölkerung wurden Bewohner im Ort jeweils Bauern zugeteilt, wo sie Frischmilch kaufen konnten. Mit der Zeit wurde die Versorgung besser, und die Milch vermehrt im Geschäft abgesetzt. Bei uns, beim Bachbauern, gab es jedoch noch immer kuhwarme Rohmilch zu kaufen. Meine Eltern setzten auf diesen Erwerbszweig und konnten gute Kunden dazugewinnen, viele schätzten die unbehandelten Naturprodukte. Es war viel Arbeit, aber auch ein gutes Geschäft. Sogar türkische Kunden stellten sich mit größeren Mengen ein. Auf diese Weise konnten sie Kefir und ihren speziellen Joghurt selber herstellen. Für unseren Hof hätte die Umstellung auf andere Produktionszweige oder Spezialisierung keinen Vorteil gebracht, weil rund um den Bauernhof kein Bauland für eine Stallerweiterung zur Verfügung stand und die Wiesen wegen ihrer Größe beziehungsweise Steilheit nicht umgeackert werden konnten. Mein Vater wollte seine Arbeitsweise sowieso nicht ändern und führte den Betrieb in gewohnter Weise weiter.

So hieß es, regelmäßig um fünf Uhr morgens und fünf Uhr abends immer zur gleichen Zeit in den Stall zu gehen, um das Vieh zu versorgen. Der Vater fütterte die Kühe und Schweine, kümmerte sich um die Entmistung und Mutter molk die Kühe.

Es war immer das gleiche Prozedere: Mutter begann mit dem Einschalten der Vakuumpumpe, spülte das Melkzeug und die Rohrleitungen, dann ging es ab in den Stall zu den Kühen. Ich kann noch heute das Geräusch der Melkmaschine hören. Dann: Zitzen reinigen, Melkbecher aufstecken und Milch abpumpen. So entleerte sie Kuh für Kuh die Euter, während sich die Kühe mit Futter vollfraßen. Die Kälber konnten nicht selbst bei den Kühen saugen, sie wurden aus Eimern versorgt, in denen aufgelöstes Trockenmilchpulver gefüllt war. Bio war noch nicht modern.

Als die erste Zwanzigliterkanne vollgemolken war, betrat der Vater mit der noch warmen Milch die Küche und füllte sie den Milchkundschaften in ihre mitgebrachten Pitscherl ab. Bereits im Volksschulalter mussten meine Schwestern und ich das Geld für die verkaufte Milch kassieren. So lernte ich schon als Volksschulkind mit Geld umzugehen. Mein Vater schrieb dazu eine Hilfstabelle, damit ich die Summen für die verkauften Liter Milch nicht zusammenzählen musste. Hört sich alles leicht an, benötigt aber Aufmerksamkeit bei dem Wirbel um einen herum. Wichtig war, richtig auf das mitgebrachte Geld herauszugeben. Ich beobachte heute so manche Kassiererin im Supermarkt, die das nicht beherrscht. Die heutigen Kassen zählen alles automatisch zusammen, drucken den Zahlungsbetrag, die vom Kunden gegebenen Euro und auch gleich das Retourgeld auf den Beleg. Das habe ich früher anders gelernt:

Ich musste von 5 Schilling 50 Groschen zuerst auf den vollen Schilling herausgeben und dann mitzählen und 4 Schilling auf 10 Schilling herausgeben. So konnte der Restbetrag genau verfolgt werden. Das war eine gute Lehre in Mathematik, weil diese Rechenübungen das Zahlenverständnis stärkten.

Das war in den 1960 er Jahren. Der Milchmarkt war noch reglementiert. Wollte der Bauer Milch von zu Hause aus verkaufen, musste er eine Genehmigung für den Ab-Hof-Verkauf einholen und eine Liste der Kunden mit den verkauften Milchmengen an die Molkerei melden. Für jeden verkauften Liter war eine Vermarktungsgebühr an die Molkerei abzuführen.

Der Bauernladen in Ansfelden:
Erfolgreiches Geschäftsmodell und eine Therapie.
Anfang der 1990er Jahre herrschte im alten Ort Ansfelden noch geschäftiges Treiben: Vor unserem Bauernhaus, das eigentlich ein kleines Ortszentrum bildete, betrieb Anneliese Thalhammer eine Gemischtwarenhandlung, das Ehepaar Erni und Karl Köck führte einen Fleischhauerladen und Schlecker einen Drogeriemarkt. Gleich daneben – im heutigen Anton-Bruckner-Center (ABC) – hatte ein Türke das Wirtshaus in Pacht. Nach und nach sperrten die kleineren Geschäfte wegen der erdrückenden Konkurrenz der Großmärkte an der Peripherie zu. Den Todesstoß versetzte den Läden aber eine Kanalbaustelle mitten durch den Ort, drei Lokale standen leer.

Eines Tages, ich glaube im Jahr 1995, erzählte mir Anneliese Thalhammer, dass sie ihr Lokal nun vermieten wolle und sehr froh wäre, wenn ich ihr einen Mieter schicken könnte. Zu dieser Zeit gab es in der Bauernschaft eine kontroverse Diskussion über den Beitritt Österreichs zur Europäischen Union.

Die einen sahen mit dem Preisverfall den Ruin der Bauernschaft voraus, die andere Gruppe setzte auf Erwerbskombination in Form von Direktvermarktung, Zweitberuf, Verpachtung und Tourismus. Ich war gerade Bauernbundobmann geworden und musste mich der Diskussion und Veränderung stellen. Für mich selbst war die Situation durch meinen Versicherungsjob schon krisensicher geworden, aber unsere Bauern machten sich berechtigte Sorgen. Da kam mir die Idee, zwei Fliegen mit einer Klappe zu schlagen: einerseits für Anneliese einen Mieter zu finden, andererseits für unsere Bauern einen Zusatzerwerb zu ermöglichen. Ich lud deshalb eine Gruppe Bäuerinnen zu einem Gespräch ein und stellte die Frage, ob sie Interesse an der Eröffnung eines gemeinschaftlichen Bauernladens hätten. Mein Konzept sah die Wiedereröffnung des Lebensmittelladens von Frau Thalhammer und eine „geringfügige Anstellung" unserer Bäuerinnen als Verkäuferinnen vor. Eine umfassende Angebotspalette sollte mit Produkten der örtlichen Bauern und Zulieferer aus der Umgebung bestückt werden. Gerade zu dieser Zeit hatte die Stadtgemeinde Ansfelden die beiden Objekte „Gasthaus Hofstetter" sowie das „Konradhaus" erworben, um es in das Kulturzentrum ABC umzuwandeln. Es wäre doch eine gute Idee, dachte ich mir, das Aufsperren des Bauernladens mit der feierlichen Eröffnung des Anton Bruckner Centrums zu kombinieren. Den Bäuerinnen gefiel die Idee, und sie konnten sich die operative Führung des Ladens gut vorstellen. Aber nur Ideenbringer zu sein und dann die Damen alleine werken zu lassen, das funktionierte nicht. Ich dachte,

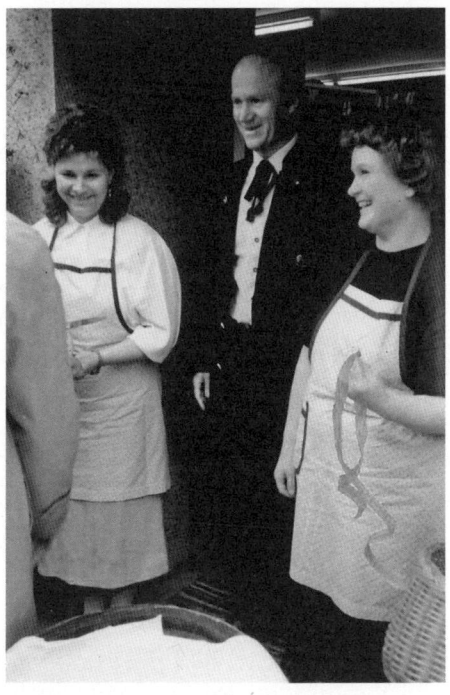

Die beiden Geschäftsführerinnen Annemarie Krentl und Hermine Böhm bei der Geschäftseröffnung mit dem Obmann Alois Rogl.

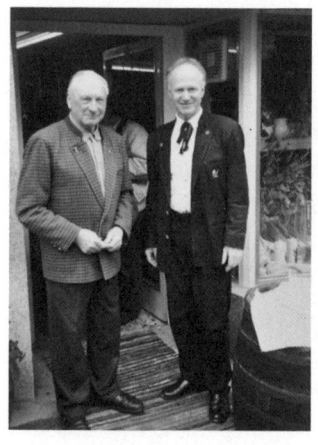
Vater und Sohn bei der Bauernladen-Eröffnung.

mit Bauernhaus und Vermietung, Versicherung, Funktion des Bauernbundobmannes und Stadtrat schon genug Funktionen zu haben, wurde aber eines Besseren belehrt:

Die Bäuerinnen verlangten unbedingt, dass ich den Obmann des Bauernladens machen müsse, keine von ihnen traue sich die Geschäftsführung zu. Mir blieb also nichts anderes übrig, als auch diese Aufgabe zu übernehmen. Die ersten Wege führten mich auf die Landwirtschaftskammer, die Wirtschaftskammer und die Bezirkshauptmannschaft. Ich wollte auf einem starken wirtschaftlichen und gesetzlich abgesicherten Fundament stehen. Eine gemeinschaftliche bäuerliche Vermarktung in Form eines „Handelsgeschäftes" gab es zu diesem Zeitpunkt noch nicht, und diese Hürde war zu überwinden:

Die Beraterin der Landwirtschaftskammer konnte sich die Wirtschaftlichkeit nicht vorstellen und die Wirtschaftskammer hatte Probleme damit, Bauern „das Direktvermarkten" in Form eines Handelsbetriebes zu erlauben. Sie müssten für dieses Vorhaben ein Handelsgewerbe begründen, aber eben das dürfen Bauern gewerberechtlich nicht. Durch meine Ausbildung und die Arbeit bei der Versicherung öffnete sich ein Weg: Die Interessensvertretungen waren sehr kooperativ, und so konnte das Projekt in Form eines Vereines umgesetzt werden, der einen Handelsbetrieb betreibt. Zu dieser Zeit waren die Lohnnebenkosten für geringfügig Beschäftigte noch sehr niedrig, und daher waren die Ausgaben für Vermarktung insgesamt absolut verträglich. Die Vollversammlung billigte mein Konzept einstimmig und wählte mich zum Obmann und zum gewerberechtlichen Geschäftsführer, der ich 10 Jahre lang bleiben sollte. Jetzt musste nur noch Umsatz kommen: Der Start bei gleichzeitiger

Eröffnung des ABC gelang bestens, Bürgermeister Walter Ernhard unterstützte den Bauernladen, indem er das Buffet zur Eröffnung des ABC beim Bauernladen bestellte und anschließend dauerhafter Kunde blieb. Es war ein sehr guter Start und die beste Werbung für eine weitere Entwicklung. Die Anstellung unserer Bäuerinnen erwies sich neben dem Zuverdienst als gute Möglichkeit für sie, aus ihren vier Wänden herauszukommen und bessere Kontakte mit der Bevölkerung aufzubauen. Der fulminante Erfolg des Bauernladens half mir sehr in der Bekanntheit und Beliebtheit unter der Bauernschaft und Bevölkerung. Für die Gemeinderatswahlen 1997 war das ein wichtiger Rückenwind. Meine Mutter traute diesem Projekt schon vorweg keine Überlebenschance zu, freute sich aber über die Eröffnung des Geschäftes sehr. Sie sah von nun an von ihrem Wohnzimmerfenster aus viele Kunden aus- und eingehen. Ich sagte immer wieder: „Der Bauernladen ist nicht nur ein Geschäft, sondern auch eine Therapie."

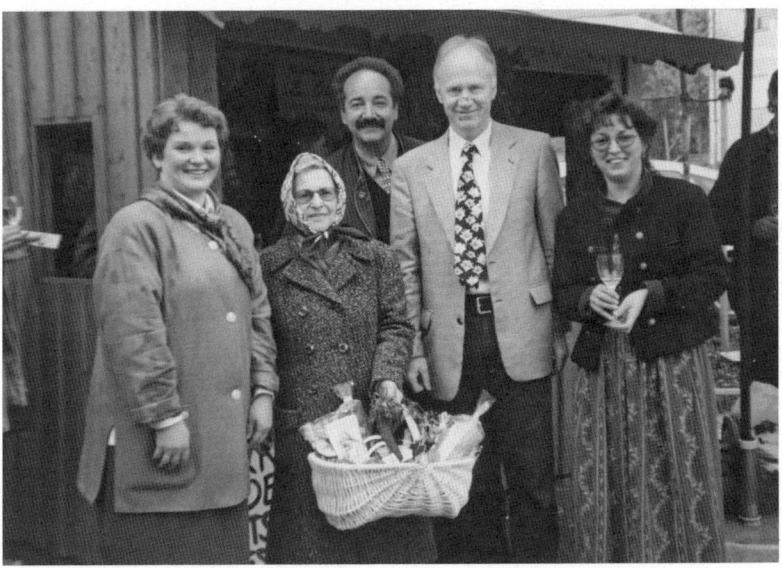

Ein Jahr Bauernladen – Jubiläumsfeier
V.l.n.r.: Geschäftsführerin Hermine Böhm, Preisträgerin, Bgm. Walter Ernhard, Obmann Alois Rogl und die Ortsbäuerin Christa Huber

Der Bauernladen lief jahrelang sehr positiv und wurde von der Bevölkerung bestens angenommen. Das gelang durch kreative Geschäftsmodelle wie die Organisation und Lieferung von Buffets direkt von den Bauern an die Kunden. Nach 10 Jahren gab ich die Obmannschaft in jüngere Hände. Doch die Erhöhung der Lohnnebenkosten und damit einhergehend die Verteuerung der Personalkosten brachten die Betriebskosten unter Druck. Auch wollten die Produzenten ihre Lieferantenpreise nicht reduzieren und so konnten nur die Preise erhöht werden, was zu einem krassen Ungleichgewicht zwischen Diskonthandel (der mittlerweile auch auf Bio setzte) und Bauernladen führte. Alles zusammen ließ die Umsätze nicht mehr im nötigen Ausmaß wachsen und zwang den Kassier zur Empfehlung, das Geschäft zu schließen; es wurde die Reißleine gezogen. Ohne Schulden wurde der Verein aufgelöst, nach 20 Jahren das Inventar verkauft und das Geschäftslokal geschlossen.

Es mutet zwar wie ein Wunder an, dass der kleine Greißlerladen im Ort neben den zahlreichen Handelsgiganten so lange bestehen konnte, aber das tiefe Bedauern der Kunden nach dem Aus bestätigte, dass er absolut seine Existenzberechtigung gehabt hat.

„Ein bisschen stolz bin ich schon."
Das Gespräch mit Hermi Böhm hat Harry Jeschke geführt und aufgezeichnet.

Hermi Böhm hat in Ansfelden den Bauernladen aufgebaut und ihn sehr erfolgreich geführt. Als nach 20 Jahren die steigenden Lohnkosten und ein immer größer werdender Aufwand in der Warenwirtschaft nicht mehr zu gestemmt werden konnten, war der Bauernladen zum Bedauern vieler Privat- und Cateringkunden im Jahr 2016 Geschichte: „Wir sind allen Verpflichtungen nachgekommen und sind niemandem etwas schuldig geblieben. Aber dass sich unser Team aufgelöst hat, schmerzt mich bis heute", sagt sie.

War der Bauernladen so etwas wie eine Demonstration der bäuerlichen Frauen-Power von Ansfelden und Umgebung?

Hermi: *Na ja, auf dieses Ziel haben wir es nicht gerade angelegt, aber die Wirkung hat schon in diese Richtung gewiesen. Jedenfalls haben wir auf etwa 60qm Verkaufsfläche so viel Umsatz gemacht, dass die Wirtschaftskammer diesen Wert im Branchenvergleich gar nicht für möglich gehalten hat. Für uns Frauen war es aber auch eine gern genützte Möglichkeit, aus dem bäuerlichen Alltag herauszukommen, zu zeigen, was wir können und etwas Geld zu verdienen. Ein kleines Fenster in die Welt, in der es für Qualität, Dienstleistung und Können Anerkennung gab. Denn wir haben den Erfolg im Catering und im Einzelhandel immer auch als einen Applaus unserer Kunden gesehen.*

Ihr habt ja diesen Umsatz nicht nur stationär im Geschäft gemacht, sondern vor allem durch eure Catering-Angebote, oder?
Hermi: *Ja, genau. Das war der Hit: Wir haben eine ganze Woche lang ein Tennisturnier in Nettingsdorf versorgt, während des Hochwassers im Jahr 2002 im ABC 14 Tage lang bis hinein in die Nacht gekocht, um die Bevölkerung und die Hilfskräfte zu versorgen, wir haben die Spatenstich- und Eröffnungsfeier von Kika kulinarisch ausgerichtet, für eine Veranstaltung im Stift St. Florian 3.000 Brote pünktlichst geliefert und 2011*

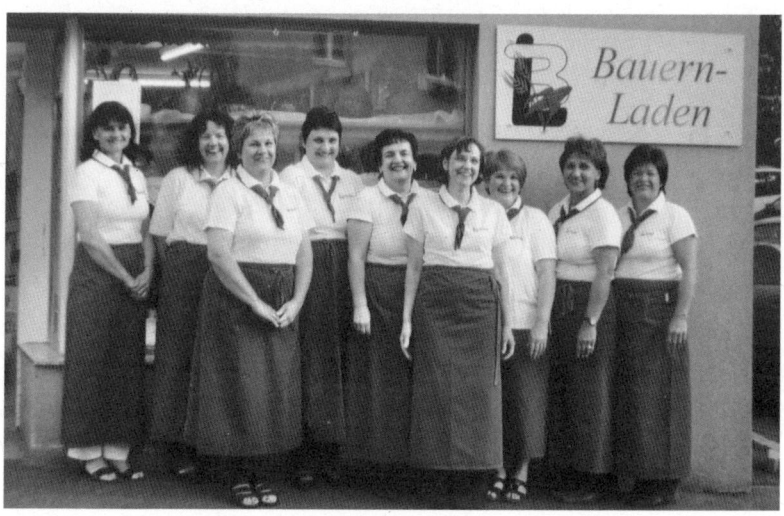

für die Landesgartenschau Genusspakete gepackt. Diese Referenzliste ließe sich noch beliebig fortsetzen. Das geht aber nur mit vollem Einsatz, einer perfekten Logistik und Lieferanten, die nicht nur liefern, was gefordert ist, sondern mitleben und sich entwickeln wollen. Und wir alle haben gewusst: Unser Catering ist die beste Werbung für unsere Qualität, für uns und für unser Geschäft ...

... das ja für nicht besonders ortskundige Leute eher versteckt gelegen war.
Hermi: *Anfangs. Das stimmt. Aber bei der Gründung im Jahr 1996 war ja noch der Drogeriemarkt Schlecker in unserer Nachbarschaft, der Frequenz gebracht hat. Damals haben wir sogar die Funktionen eines Nahversorgers übernommen, weil es noch keinen Spar-Markt gegeben hat. Der ist erst 2009 gekommen, und der Schlecker ist dann ebenfalls in dieses Objekt übersiedelt. Das haben wir dann schon gespürt.*

Wer hat denn eigentlich bei eurem Bauernmarkt eingekauft?
Hermi: *Ganz gemischt. Kundinnen und Kunden, die wegen unserem legendären Bratlfett gekommen sind oder wegen unserer Blunzn. Oder Leute, die wussten, dass wir zur richtigen Zeit Salatpfanzerl haben oder ein Nussschnapsgewürz, das es anfangs nur bei uns gegeben hat. Da war schon richtig Kennerschaft im Spiel. Die Bevölkerung hat unser Angebot generell sehr gut angenommen, obwohl wir nie über den Preis verkaufen mussten, weil unsere Qualität immer gestimmt hat und von den Kunden auch gewürdigt und bezahlt wurde. Außerdem waren wir ja auch ein bisschen wie eine gute alte Greißlerei und ein beliebter Treffpunkt für ein Tratscherl zwischendurch. Und die Tatsache, dass unser Bauernladen gemeinsam mit dem ABC eröffnet wurde, hat uns natürlich schon auch einen Startschub gegeben.*

Und die Konkurrenz?
Hermi: *War anfangs kein Thema. Schwieriger ist es für uns geworden, als die gewerberechtlichen und buchhalterischen Anforderungen schlag-*

artig erhöht wurden und wir ein ganzes Warenwirtschaftssystem hätten aufsetzen müssen, um dem allen gerecht zu werden. Alois Rogl hat zwar den Gewerbeschein für den Handel bekommen, und wir waren damit abgesichert, aber letztlich haben Bürokratie, steigende Personalkosten und die verstärkte Konkurrenz durch die Supermärkte mit ihren Natur-pur-Angeboten Hürden aufgebaut, die einfach nicht mehr zu nehmen waren. Besser ein Ende mit Schrecken als ein Schrecken ohne Ende. Mich persönlich freut es jedenfalls sehr, wenn ehemalige Kundinnen und Kunden „schade" sagen. Das ist für mich der beste Beweis dafür, dass unsere Sache eine Existenzberechtigung gehabt hat und wir unsere Sache gut gemacht haben. Ein bisschen stolz bin ich schon… der Bauernladen war ja doch für uns alle ein kleines Lebenswerk.

Herzlichen Dank für das Gespräch.

FÜNFTES KAPITEL

BIN ICH EIN GLÜCKSKIND?

Ist das Glück wirklich ein Vogerl? Wie kann ich ihm ein Nest bauen? Was ist für mich Glück? Meine persönlichen Glücksmacher. Was hat „Bauer sucht Frau" mit mir zu tun? Interview mit Doris und Reinhart Steindl. Eheglück macht Appetit aufs Leben. Was ich an Greti bewundere. Der Greti-Effekt. Interview mit Greti Rogl. Das astrologische Profil meiner Frau: Sternzeichen Jungfrau. Vermieten macht unabhängig. Unser Theater am Heuboden und die Freundschaft mit Erika und Karl Fuhs.

> Glück ist ein Maßanzug. Unglücklich sind meist die, die den Maßanzug eines anderen tragen möchten.
> [Karl Böhm]

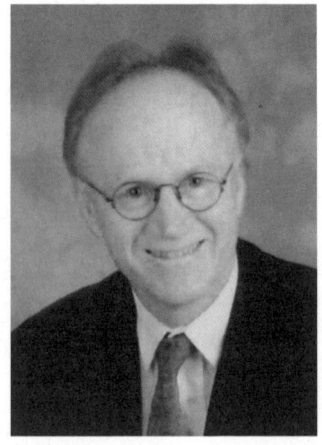

Wenn ich so zurückschaue, kann ich sagen: Ich hatte wirklich viel Glück in meinem Leben und habe dieses Glück bewusst – und hin und wieder sicher auch unbewusst – „eingefangen". Aber fangen musste ich es immer, von selbst ist gar nichts passiert.

Glück ist wie ein Schmetterling, der vor den Augen auf und ab tanzt und man kann ihn nur mit raschem und kräftigem Zupacken dazu bewegen, in eine Voliere zu flattern, die zudem geräumig sein und sowohl Ruheplätze als auch Beschäftigungsmöglichkeiten und Bewegungsfreiraum bieten sollte. Wenn das Glück einmal drinnen war, wollte es gar lieb gepflegt werden, „aber fortgflog´n is glei" heißt es im Wienerlied von Carl Kratzl. Da ist etwas Wahres dran. Ich war immer dann am glücklichsten, wenn ich mich amüsierte, Spaß erlebte, etwas erreicht hatte oder mit Freunden und Familie eine gemeinsame Zeit verbringen konnte. Ich bewunderte meine Mutter, wie sie trotz ihrer vielen Wehwehchen und ihrem Herzleiden im Rollstuhl sitzend immer gut aufgelegt war. Auf die Frage: „ Mutti wie geht es dir?", hat sie stets geantwortet: „Gut natürlich, wie soll es mir sonst gehen, wenn ich gesund bin?" Es war eine Freude zu sehen, wie sie trotz ihrer Umstände die positiven Seiten im Leben genießen konnte. Für mich ist es schon alleine ein „persönliches und geschenktes Glück", so eine Veranlagung zu haben. Ich bilde mir ein, von diesen Genen eine ordentliche Portion mitgenommen zu haben: die positive Grundeinstellung, im Leben einen „Sonnentag" wie auch einen „Regentag" als schön erleben zu können.

> „Ich freue mich über einen Regentag,
> denn wenn ich mich nicht freu', dann regnet es auch!"
> [Volksweisheit]

Ich stelle die Frage: Was ist für mich nun wirklich Glück? Das Glücklich-Sein?

Wahrscheinlich definiert jeder sein Glück auf seine Weise. Es könnte ein Gewinn sein, beruflicher Erfolg, Reichtum, einen tollen Partner haben ... Glück ist keine Skala, an der man es festmachen kann. Es geht nicht darum, was du hast oder bist, sondern wie du denkst. Ein dauerhaft glücklicher Mensch ist ein zufriedener Mensch.

> „Wer Zahnweh hat, hält jeden, dessen Zähne gesund
> sind, für glücklich. Der an Armut Leidende begeht
> denselben Irrtum den Reichen gegenüber."
> [George Bernard Shaw]

Glückspilze nehmen mehr die glücklichen Zufälle wahr als Pechvögel mit ihrem Tunnelblick. Sie können sich über alles freuen, was im Leben so passiert und daherkommt, währenddessen sich Pechvögel auf Schiefgegangenes konzentrieren und das Erfreuliche ausblenden.

„Nicht alles, was glücklich macht, ist gesund; aber alles, was unglücklich macht, ist ungesund."
[Gerd Uhlenbruck]

Was sind meine persönlichen Glücksmacher?
- Körperliche und geistige Tätigkeiten, die mich fordern (was immer das auch ist). Das kann das Bearbeiten von Steinen ebenso sein wie das Abfassen meiner Autobiografie.
- Positive Ziele – Vorfreude – Spaß.
- Enge und befriedigende Beziehungen zu Freunden und zur Familie mit einer stabilen Partnerschaft.
- Tun können, was ich will, und nicht der Spielball für andere sein.
- Dankbarkeit für Gesundheit und Leben.
- Dass ich mich selbst akzeptieren und ich jeden Morgen guten Gewissens in den Spiegel schauen kann.
- An mich selbst glauben.
- Kennerschaft entwickeln und genießen können.
- Anderen helfen und Freude schenken.
- Offen und ehrlich zu mir selbst und zu anderen Menschen sein.
- Dinge annehmen, die nicht zu ändern sind.

Meine wichtigsten Augenblicke des Glücks waren wohl ...
- Als meine Greti JA zu mir gesagt hat.
- Als unsere Kinder auf die Welt gekommen sind.
- Als ich das erste Mal unter den TOP TEN im Verkauf war.
- Wenn ich mit Freunden unterwegs gewesen bin.
- Als ich auf Einladung der Hagelversicherung als erfolgreichster Verkäufer im Wiener Raimundtheater das „Phantom der Oper"

besuchen konnte.
- Als ich mit Greti zum ersten Mal am Meer gewesen bin.
- Wenn wir auf Reisen besonders nette Lokale gefunden haben.
- Wenn es bei Festen und Feiern, die wir veranstaltet haben, allen gefallen hat.

Was würde mein Glück gefährden?
- Der ständige Vergleich mit anderen.
- Regelmäßige fremdbestimmte Verpflichtungen.
- Trägheit und Gewohnheiten.
- Das Setzen immer neuer und immer noch höherer Ziele.
- Alltagstrott und Mangel an dosierten Herausforderungen.

Lustig ist, dass man landläufig sagt: „Der hat aber Glück gehabt!", wenn er in ein Unglück gestürzt und „gerade noch mit einem blauen Auge" davongekommen ist. Nach der Devise: „Gott sei Dank ist nicht mehr passiert".

Das ist mir auch einmal so ergangen mit meinem Traktor auf unserer Wiese. Für meinen damaligen Leichtsinn sollte ich mich noch heute schämen. Es passierte gegenüber dem Haus unseres Feuerwehrkommandanten: Weil es für mich bequemer war, mähte ich die steile Wegböschung mit dem Traktor statt mit der Sense. Aber ich hatte mich bei den Kräften der Fahrphysik verrechnet: Das Gefährt stellte sich während der extremen Schrägfahrt nämlich ganz langsam auf den Kopf. Ich hing im Führerhaus verkehrt wie in Seilen und kletterte – Gott sei Dank – unverletzt aus dem Gefährt, brauchte aber Assistenz und habe danach gerufen. Der Glücksfall: Der Ansfeldener Feuerwehrkommandant war buchstäblich in Rufweite, und die zur Stelle geeilte Feuerwehr stellte den Traktor wieder auf die Beine. Bis auf eine kaputte Scheibe war nichts passiert: „Noch einmal Glück gehabt!"

Glück muss man annehmen und spüren können.
Ich hatte zwar oft genug Glück und wusste das auch zu schätzen. Dann freute ich mich zwar riesig darüber, aber aufgrund vieler Spannungen

und Störungen im Geschäftsleben unmittelbar nach solchen „emotionalen Highlights" fiel es mir oft schwer, sie wirklich intensiv auszukosten und auszuleben. Ich ließ meine Glücksgefühle also eher nicht so sehr erkennen und freute mich leise drüber. Bei Greti trug mir das hin und wieder den Vorwurf ein, gefühlskalt zu sein. Aber dieses mein Verhalten war eine Schutzfunktion für mich: Ich wollte (und musste) in außergewöhnlichen Situationen Fassung bewahren und Sicherheit und Einschätzbarkeit vermitteln: Nicht himmelhoch jauchzend im Glücksfall, aber bei Katastrophen auch nicht zu Tode betrübt. Man kann sich gut vorstellen, dass ich oft von einer Sekunde auf die andere mit Unfällen, Bränden, Hagel- und Sturmkatastrophen, Streitereien, Hochwässern, Toten und Verletzten konfrontiert war. Das muss man erst einmal mental bewältigen, ohne jedes Mal eine emotionale Achterbahnfahrt zu durchleben. Da waren Tragödien zu verkraften, die mich mit einem Schlag zwangen, Verantwortung für die Keine-Sorgen-Versprechen unserer Versicherung zu übernehmen. Das Drama der Heurigenfamilie Sommer vom Muhr z' Moos am Freitag, 21. Mai 2004 war so ein Ereignis, bei dem ich die Vorbereitungen für die Schadenskommission und Organisationsarbeiten treffen und kühlen Kopf bewahren musste. Er war bei mir versichert gewesen, und ich hatte in der Folge mit dem Notar, mit der Gläubigerbank, mit den Hinterbliebenen, der Versicherung und den Sachverständigen zu tun. Aber über allem schwebte immer die Frage: Warum?

Es ist immer das Unerwartete, das uns besonders hart trifft: Blitze aus heiterem Himmel kann man sich gar nicht vorstellen.
Ich saß in meiner Funktion als Stadtrat gerade beim Amtsdirektor der Gemeinde Ansfelden, um die Tagesordnung für die nächste Sitzung zu erstellen, als die Feueralarmsirene anging. Im Vorzimmer sagte man mir: „Beim Muhr brennt's", und ich antwortete: „Da fahre ich gleich hin, der Karl Sommer ist ein Kunde von mir."

Dort angekommen, hatte die Feuerwehr den Entstehungsbrand schon unter Kontrolle gebracht. Da trat ein Kriminalpolizist aus dem

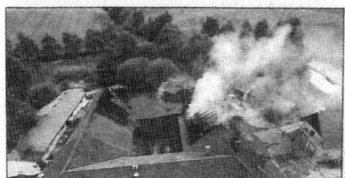

Drama nach Firmenpleite:
Der Wirt des bekannten Ausflugsgasthauses „Muhr z'Moos" in Nettingsdorf legte nach Doppelmord Feuer und erschoss sich

Blutiges Familiendrama in Nettingsdorf bei Ansfelden: Weil über sein bekanntes Ausflugsgasthaus „Muhr z'Moos" der Konkurs eröffnet worden war, erschoss der Wirt Karl Sommer (61) seine Gattin Marianne (58) und die Tochter Susanne (19) mit einer Schrotflinte. Dann verteilte er Stroh im Lokal, steckte das Anwesen an mehreren Stellen in Brand und jagte sich neben seinen Opfern eine Schrotladung in den Kopf.

Das Heurigenlokal in Nettingsdorf war weithin bekannt, zahlreiche Vereine hielten dort ihre Feiern ab. desgericht der Konkurs über das Ausflugslokal eröffnet werden.

Freitag früh um 9 Uhr sa-

Eingangstor zum Heurigenlokal und zeigte mir und dem anwesenden Sachverständigen, der nach dem Konkurs die Vorräte schätzen sollte, drei Finger: Man hatte drei Tote gefunden.

Wer war der Täter? Nachdem der Koch, den man als Täter verdächtigt hatte, nirgendwo zu sehen war, forderte die Exekutive die Feuerwehr und alle Umstehenden auf, sich aus Sicherheitsgründen zurückzuziehen; man fürchtete weitere Opfer. Das Feuer loderte wieder auf, und der stattliche Vierkanter stand wegen der Unterbrechung der Löscharbeiten innerhalb einer halben Stunde wieder in Vollbrand. Die herbeigeholte Einsatzeinheit Cobra konnte keine fremden Täter finden. Da spazierte der ungarische Koch – sichtlich verblüfft – die Wiese zum Bauernhof herauf. „Der Koch ist da!", die allgemeine Erleichterung. Die Cobra brach ihren Einsatz ab und gab die Löscharbeiten unverzüglich frei.

Was war passiert? Der Besitzer hatte den Koch zum Einkaufen weggeschickt, seine Frau mit seiner eigenen Jägerflinte in der Gaststube erschossen, dann die durch den Lärm der Schüsse herzugeeilte Tochter durch einen Schrotschuss in den Hals niedergestreckt. Er schleppte die beiden Mordopfer in die Wohnstube und „bahrte" sie förmlich am Boden auf. Dann zündete er das Haus an mehreren Stellen gleichzeitig an, kehrte zurück in die Stube und legte sich zwischen die beiden Opfer, ehe er sich selbst richtete.

In der Folge organisierte ich die Schadensaufnahme und die Aufräumungsarbeiten der Brandruine mit vielen freiwilligen Helfern. Die überschuldete Bauernliegenschaft wurde im Verlassenschaftsverfahren versteigert.

Keine Sorge!
Ich habe mittlerweile – nach meiner Pensionierung – kennen und schätzen gelernt, was es heißt, glücklich zu sein, sich intensiv zu freuen, zurückzublicken auf die vielen geschafften „Projekte" oder die täglich neuen Vorhaben zu Hause und unterwegs. Ich muss nicht augenblicklich Glück erfahren, um glücklich zu sein, es gibt genug Erinnerungen, die mir Gelassenheit und innere Ruhe ermöglichen.
Ich habe im Leben so viel erlebt, was soll da noch daherkommen? Das ist eine der wichtigsten Fruchtfolgen meiner gewonnenen (Selbst)-Sicherheit ...

Was hat „Bauer sucht Frau" mit mir zu tun?
Im Zuge meiner Verkaufstrainings und meiner persönlichen Weiterbildung habe ich vielerlei (Erfolgs-)Literatur kennen gelernt: Wie man sich selbst besser organisiert, wie man mit Menschen umgeht und wie man den Verkaufserfolg steigern kann. Die dargestellten Methoden schienen mir System zu haben und sehr allgemeingültig zu sein. Ganz gleich, ob man Reißnägel, Schuhbänder oder ganze Fabriken an den Mann (oder die Frau) bringen will, es ist immer dasselbe Muster. Und wenn man sich selbst „verkaufen" will? Dann müsste das doch auch zutreffen, oder?

Ich suchte also aus einschlägigen Zeitungen und Büchern Material zusammen, das meine Annahme bestätigen sollte, und ich wurde fündig: Eine offene Körpersprache, eine geschickte Fragetechnik mit offenen und geschlossenen Fragen und eine zielgerichtete Strategie waren die Erfolgsfaktoren.

Mit diesem gesammelten Material startete ich einen Test mit der Landjugend, lud sie zu einem Fachabend ein und referierte über meine Erkenntnisse. Ich stellte das unter den Titel: „Wie reißt man sich jemanden auf?"

Meinen Vortrag passte ich an die jungen Leute an und brachte das Thema „beinhart" auf den Punkt. Der Erfolg war phänomenal, die Leute zerkugelten sich, und ich wusste schon damals: Wer lacht, der lernt! (Ich muss aber der Ehrlichkeit halber erwähnen, dass zu dieser Zeit Bernhard Ludwig mit seinem Seminarkabarett „Anleitung zu sexuellen Unzufriedenheit" unterwegs war, dem ich ein paar gute Gags verdankte).

Irgendwie hat sich das bis zum Bildungsinstitut der OÖ Landwirtschaftskammer LFI (Ländliches Fortbildungsinstitut) herumgesprochen, und ich wurde zum Erstellen des Seminarprogrammes eingeladen. Ziel sei es, auf die vielen Anfragen der Bäuerinnen mit ledigen Söhnen zu reagieren. Viele Vorschläge kamen, und ich meinte dort ziemlich keck, ich könne darüber ein Seminar halten, das Programm stehe bereits.

Irgendjemand sagte dann: Gut, dann soll der Rogl das machen. Jetzt war ich dank meiner vorlauten Art wieder einmal massiv gefordert. Ich zog mein fertiges Programm aus der Tasche, feilte noch etwas daran herum und war startbereit. Friedrich Gabriel, Direktor des LFI Oberösterreich, begleitete das Ganze von Seiten der Landwirtschaftskammer Oberösterreich.

Unter dem Titel „Glück in der Liebe" schrieben wir für den 1. März 2002 ein Wochenendseminar aus. Das Seminar- und Lernziel war definiert: „Der Abbau deiner Hemmungen und der Schwellenangst ermöglichen es dir, aktiv auf deinen Traumpartner / deine Traumpartnerin zuzugehen und eine erfolgreiche Zweisamkeit anzusteuern."

Unser Programm begann mit Anreise, Begrüßung und Vorstellrunde am Freitagabend. Am Samstag folgte mein Seminarteil, am Nachmittag Typ- und Stilberatung mit der Innungsmeisterin der Friseure, Doris Steindl, und am Abend gab es eine Hüttenpartie. Der Sonntag klang mit dem Referat „Die Macht des ersten Augenblicks" von Sabine Lindorfer aus, die im Jahr 2000 Miss Austria geworden war.

Was ich allerdings nicht wusste: Fritz Gabriel hatte hinter meinem Rücken auch das ORF Fernsehteam „Thema" mit Frau Gudrun Kampelmüller zu diesem Seminar bestellt. Hellhörig wurde ich, als am Mittwochnachmittag eine Dame aus Niederösterreich anrief und sich vom Seminar abmeldete. Das war mir gar nicht recht, da wir ohnedies weniger Damen als Herren hatten, und bohrte nach. Dabei erfuhr ich, dass das Fernsehen bei dieser Dame zu Hause angefragt hatte, ob „Thema" ihre Lebenssituation filmen dürfe, da sie sich ja bei einem Partnerseminar angemeldet habe. Ich war stinksauer, konnte aber das Fernsehen nicht mehr ausladen. Jetzt organisierte ich das Ganze so um, dass nur jene ins Fernsehen kommen sollten, die das auch wirklich wollten. Ich musste das Programm teilen und alles völlig über den Haufen werfen. Mit der Dauer der Aufnahmen stellte sich jedoch heraus, dass doch viel mehr ins Fernsehen wollten als ursprünglich angegeben! Das Seminar erhielt von den Teilnehmer schließlich beste Noten. In der Sendung „Thema" konnte man dann einen wunderbaren Beitrag sehen.

Zu Pfingsten plante dann die Landwirtschaftskammer noch einen Frühschoppen unter dem Motto „Partnerfindung in der Landwirtschaft" im Garten der Landwirtschaftskammer Oberösterreich, Auf der Gugl, in Linz. Die Landesbäuerin sollte den Vortrag dazu halten. Ich weiß nicht, ob sie am Donnerstag vor diesem Frühschoppen wirklich erkrankte, jedenfalls rief sie bei mir an, ob ich das Referat halten könne, sie sei außer Gefecht. Ich sagte wieder einmal zu, ohne mich vorbereiten zu können! Ich fischte die Unterlagen provisorisch zusammen und trug meine Ideen im Stegreif recht lebhaft vor. Diesmal nicht nur vor der Landjugend, sondern auch vor vielen reiferen Semestern und vor allem Kiebitzen. Nicht überall fanden meine provokanten Äußerungen Gefallen, interessant war aber allemal, dass mich am Ende der Veranstaltung mindestens 15 Burschen ansprachen und persönlichen Rat wollten.

Ein Jahr später stellte der Privatsender ATV sein Format „Bauer sucht Frau" ins Programm und „Thema" wiederholte ihren Beitrag unter „BEST OFF" im Sommer 2003. Ich muss heute noch innerlich lachen, wie die Fernsehbranche dann auf dieses Thema aufgesprungen ist. Ich weiß nicht, ob die Leute von ATV durch den Beitrag von Gudrun Kampelmüller zu ihrer erfolgreichen Serie angeregt wurden, möglich ist es aber schon.

Wie man Freunde gewinnt.
Das Gespräch mit der Familie Steindl hat Harry Jeschke geführt und aufgezeichnet.

Als Dale Carnegie sein Buch mit diesem Titel im Jahr 1937 zum ersten Mal veröffentlichte, war die Auflage noch sehr klein. Heute ist es ein Welterfolg. „Wie man Freunde gewinnt" ist ein Buch, das das Handeln lehrt und zum Tun motiviert. Und dieses Tun hat das Leben von Doris und Reinhart Steindl ebenso geprägt wie das Mobilisieren jener Kräfte, die in einer ehrlichen Freundschaft, in einem aktiven Netzwerk, im ständigen Wandel und in einer Win-win-Kooperation liegt. Die Verbindung mit Alois Rogl war aber nicht nur freundschaftlicher Natur, sondern hat beiden auch beruflich Vorteile gebracht. Und wenn man die Lebensgeschichte der Familie Steindl mit der der Familie Rogl vergleicht, entdeckt man viel Gemeinsames: spannende Lebenswege, beachtliche Erfolge trotz unterschiedlicher Branchen und eine permanente Aufbauarbeit von Anfang an.

Gibt es also doch so etwas wie allgemeingültige Regeln für den Erfolg im Umgang mit Menschen und Situationen? Wir haben ausführlich darüber gesprochen ...

Kann und soll man sein Leben, seinen Stil und sein Verhalten wirklich danach ausrichten, Freunde zu gewinnen? Geht das überhaupt?
Doris: Unbedingt! Sonst kann man zum Beispiel ein Friseurgeschäft wie das unsere gar nicht erfolgreich betreiben. Das Geschäft der Friseurinnen und Friseure ist „Dienstleistung am Menschen" im besten Sinn des Wortes. Ich habe 1986 als Zuagroaste mit dem Mut der Unerfahrenen hier in Ansfelden begonnen, keinen Menschen gekannt und sehr schnell gelernt,

wie wichtig Bekanntheit, Kontakte und eine nachhaltig positive Beziehung zu Kundinnen und Kunden sind. Darauf haben wir unser ganzes Geschäft aufgebaut. Früher war der Salon der Kontaktpunkt, heute sind es die Menschen, die Mitarbeiterinnen und ich. Da liegt die Verantwortung bei jedem von uns. Wir haben eine Kundin gehabt, die ist 35 Jahre lang von Kitzbühel zu uns nach Haid zum Friseur gefahren. Und die Familie Rogl ist jetzt schon in vierter Generation Kundin unseres Salons. Da muss man mitleben und lernen, sich an Persönlichkeiten, Moden und besondere Vorlieben anzupassen. Eine Unternehmerin – und ihr Team – müssen alles können und Vielseitigkeit zeigen.

Dale Carnegie sagt, dass man auch bereit sein muss, sich selbst „umzuerziehen". Reinhart, Du warst ja schon ein erfolgreicher Ansfeldener Malermeister mit einer langen Familientradition im Baugeschäft, als Du die Doris kennen gelernt hast. Dann hast Du die Meisterprüfung als Friseur gemacht. Wie ist das gekommen? Aus Liebe?

Reinhart (lacht): *Ganz und gar aus Liebe und auch wegen unser beider Erkenntnis, dass man in einem Miteinander mehr erreicht, als wenn jeder Einzelkämpfer bleibt und seinen geistigen Hühnerhof verteidigt. Synergien sind wichtig. Wenn ich zurückdenke, hat sich in meinem Leben ja ohnehin alle 10 Jahre eine gravierende Änderung ereignet: Meister als Maler und Anstreicher, Friseurmeister, Leiter der Malerei-Werkstätte im Sozialpädagogischen Jugendwohnheim des Landes Oberösterreich, dann hauptberufliche Mitarbeit bei der Oberösterreichischen Versicherung und jetzt im (Un-)Ruhestand der Ausdauersport. Ich habe mit 40 mit dem Laufen begonnen.*

Wie ist der Kontakt mit Alois zustande gekommen?
Reinhart: *Im Hause Rogl hat schon mein Großvater gearbeitet, der ja Baumeister war. Mein Vater (ein pensionierter Baupolier) brachte dem Alois damals bei, wie man in einem Haus Mauern errichtet und Türstöcke versetzt. Lose Kontakte gab es also schon lange, aber der Alois ist eines Tages in unseren Salon in Haid gekommen und hat gesagt: „Ihr*

habt doch jeden Tag viele Kunden und Gespräche. Das ist doch ein idealer Ort, um Kontakte zu möglichen Versicherungskunden herzustellen! Kennt ihr jemanden, der sich für den Versicherungsaußendienst eignet?" Die Doris hat die Chancen sofort gecheckt: „Reinhart, das ist etwas für Dich!" So ist meine Frau nun einmal, Unternehmerin durch und durch. (lacht) Und so hat alles angefangen. Dann ist noch viel mehr daraus geworden.
Doris: Ja, ich habe sofort erkannt, dass der Alois da etwas Größeres von Dauer aufbauen will. Er hat sich ja schon immer sehr gut auf Menschen einstellen können und auch sehr systematisch und konsequent gearbeitet. Das hat mir gefallen, und das hat dann auch mein Mann in der Zusammenarbeit mit dem Alois immer besser gelernt. Davon haben wir auch in unserem angestammten Geschäft profitiert. Der Reinhart ist ein sensationeller Zweiter, der die Dinge durchdenkt und konsequent realisiert. Er ist mit dem Alois zu den Versicherungskunden gefahren und hat den Kundenstock gepflegt und weiter ausgebaut. Für alle ein Gewinn, der natürlich auch zur Festigung der Familien-Freundschaft zwischen den Rogls und uns beigetragen hat ...
Reinhart: ... und diese Freundschaft hat die Greti, den Alois und uns erst kürzlich in ungewohnte Höhen geführt. Auf eine anspruchsvolle Alpinwanderung von Heiligenblut auf die Franz-Josefs-Höhe des Großglockners: 6 Stunden, 14 Kilometer und 1.500 Höhenmeter durch hochalpines Gelände. Das hat uns ganz schön ins Schwitzen gebracht. Aber so gewinnt (und behält) man Freunde ...

Herzlichen Dank für das Gespräch.

Mein Eheglück hat viele Facetten: Voll Appetit aufs Leben.
Ich habe wahnsinniges Glück mit meiner Frau, sie ist eine hervorragende Köchin und zaubert aus den einfachsten Zutaten herrlich schmeckende Gerichte. Meiner Mutter war die feine Küche nicht so wichtig. „Satt werden genügt", war ihre Devise. Man muss zu ihrer Ehre erwähnen, dass sie nicht schlecht gekocht hat. Durch ihre Pflichten

auf den Feldern und durch ihr Elternhaus lag der Schwerpunkt auf einem anderen Gebiet. Das ist vielleicht auch ein Grund, weshalb ich große Freude hatte, Margarethe gefunden zu haben. Dabei ist gutes Essen nur ein Nebenschauplatz aber ein ganz wichtiger, er wirkt hervorragend als Beziehungskitt. Ist die Frau des Hauses noch dazu eine gute Wirtschafterin, ist das schon eine starke Klammer für Zusammenhalt.

Was ich an Greti bewundere.
Jeder Mensch hat einen Hang zu Schlamperei und Trägheit, man stellt nicht jeden Tag die Füße mit Freude und Elan aus dem Bett. Hie und da ist man matsch und hat nicht so den Antrieb, wie er sein sollte. Umso mehr muss bewundert werden, wenn es Personen gelingt, ihre Pflichten ernst zu nehmen und in geregelten Bahnen immer gleich gut zu funktionieren und keine Psychosen zu bekommen. Margarethe gelingt es perfekt, den Haushalt und Garten voll auf Schuss zu halten, ob Wäsche, Küche, Haus und Garten, Blumen, perfekt beisammenzuhaben. Und natürlich auch sich selbst zu pflegen und schön zu kleiden. Es ist nicht immer einfach, ihr gerecht zu werden, weil sie damit auch nerven kann. Freilich ist sie oft auch ein bisschen unrund, und ich stöhne darunter, aber wenn ich gezwungen wäre, am Heiratsmarkt neu anzutreten, wer weiß, was mich da erwartete. Eine Margarethe würde ich nicht mehr finden!

Der Greti-Effekt: Hinter jedem erfolgreichen Mann steckt eine gut strukturierte und organisierte Frau.
Der Psychotherapeut und Psychologe Bernhard Ludwig bringt in seinem Seminarkabarett auf den Punkt, was in den weiblichen Genen (offensichtlich) festgeschrieben ist:
„Frauen müssen einen Mann finden, der gescheiter ist als sie selbst und geben sich bei der Zuchtwahl dann bestenfalls mit einem Kerl zufrieden, der ihrem Niveau entspricht. Bei den Männern ist es genau umgekehrt. Da verschwindet auch der tollste Adonis schon mal in den Armen einer besonders pflegeleichten und intellektuell wenig

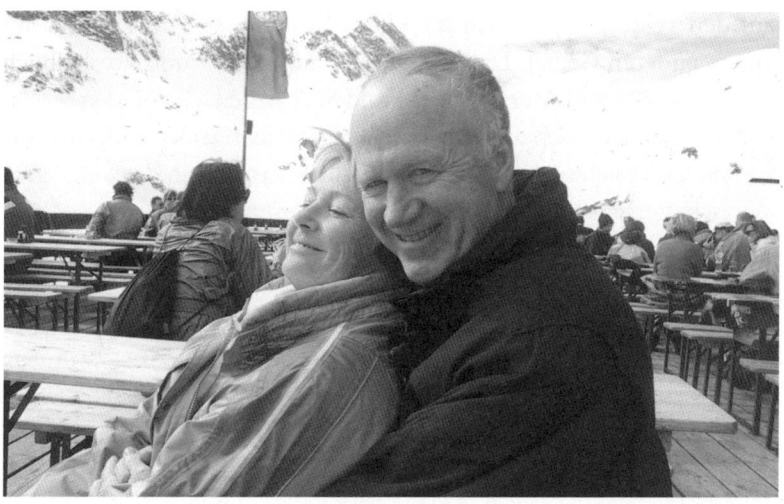

anspruchsvollen Tussi. Ganz logisch, dass dann die Top Ten Ladies unserer Gesellschaft übrigbleiben und bei den Männern die Underdogs."

Haben sich die Frauen dann so einen Hero geangelt und ihn mit ihren Waffen in die Knie gezwungen, beginnt ein Umerziehungs-programm: Der Mann muss hinauf an die Spitze. Und wenn das nicht klappt, wird er gnadenlos ausgetauscht. Liebe hin oder her. Ein Mann verdient ja bekanntlich erst dann gut, wenn er im Monat 500 Euro mehr heimbringt als der Mann der Nachbarin: Nur die Stärksten überleben.

Wie war das bei mir?
Ich wollte immer eine Frau, die weiß, was sie will, und die auch in der Öffentlichkeit aufzutreten vermag. Sie sollte mit mir gemeinsame Projekte erfolgreich umsetzen und auf dem mühsamen Weg hinauf wirklich mit mir mitziehen. Eine angepasste brave Hausfrau, die den Vorstellungen meiner Eltern folgend, nur die aufgetragenen Arbeiten erledigt, wollte ich nicht. Da fand ich in meiner Greti genau die Richtige: fleißig, hilfsbereit, strukturiert, schnell, bildhübsch und mit einer gewinnenden Art, die von allen geschätzt und geliebt wurde; ein

Volltreffer, auch wenn das Miteinander für mich hin und wieder recht anspruchsvoll und herausfordernd war. Sie achtete stets darauf, dass ich zynische Wortmeldungen unterließ, mein Mundwerk in Zaum hielt und ich bei Bedarf auch „staatsmännisches Format" annehmen konnte. Das war nicht leicht, aber im Laufe der Zeit habe ich das immer besser hingebracht, ohne mich zu sehr zu verbiegen: Konstruktiv-kritisch zu sein, humorvoll in der Art, aber ernsthaft in der Sache und immer korrekt mit Handschlagqualität - das war mein Ziel.

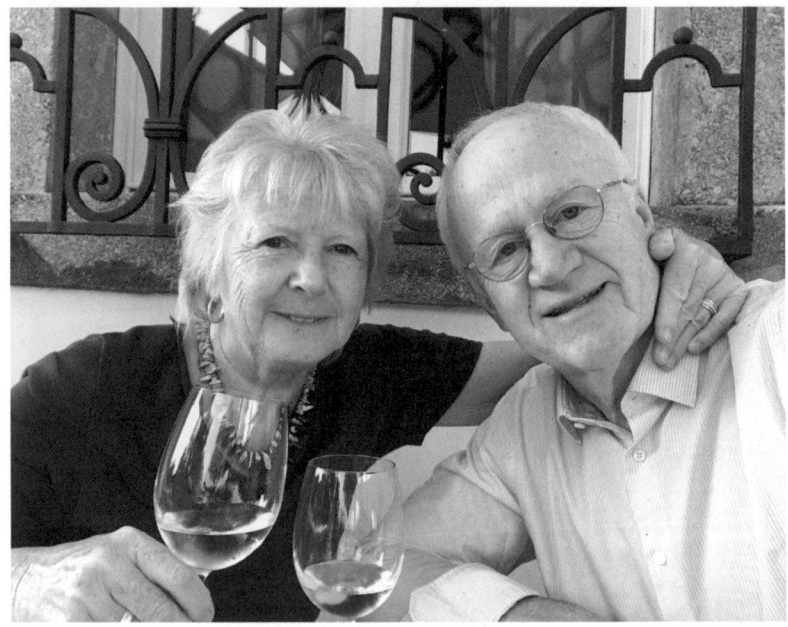

Jeden Tag neu und frisch: Leben ab Hof.
Das Gespräch mit Greti Rogl hat Harry Jeschke geführt und aufgezeichnet.

> Ebenso, wie es sich nicht lohnt, in einen gefälschten Picasso zu investieren, lohnt es sich nicht, in „unechte Menschen" zu investieren – weder Zeit noch Geld.
> [Rolf Dobeli, Die Kunst des guten Lebens, München, 2017]

Sie wäre gern Handarbeitslehrerin geworden, wollte aber nicht ins Internat nach Linz. Ihre Eltern waren dagegen, dass sie als Hotel-Rezeptionistin arbeitete. Aber sie wollte unbedingt etwas mit Menschen machen. Sie wollte schon immer Verantwortung übernehmen, immer wieder Neues entdecken und die Welt kennen lernen. Greti Rogl sucht die Kommunikation mit Freunden und Nachbarn und hat damit auch ihrem Mann Alois so manche Tür geöffnet: Sie schätzt Qualität, singt gern, ist die Außenministerin der Familie, liebt den offenen und hellen Stil ihres Hauses und hat die „Orangerie" zu ihrem Lieblingsraum erkoren. Hier kann sie gemeinsam mit ihren Blumen leben, sie ist nur durch Glas vom Draußen getrennt und kann pflegen, was ihr wichtig ist: die Wertschätzung der Natur und die Gemeinsamkeit mit Kunstgegenständen, die ihr gefallen. Sie hat sich selbst als Model erfolgreich auf die Bühne gebracht. Sie kann organisieren und hat das mit interessanten Ausstellungen und andere Events bewiesen. Eine kleine und feine Boutique zu eröffnen und zu führen, hat sie schon ernsthaft erwogen, aber sie ist zu sicherheitsorientiert, um es in die Tat umzusetzen.

Greti, was sagst Du zu dem Ehrentitel „Außenministerin der Familie Rogl"?
Greti: Das passt. Ich bin ein kommunikativer Typ, finde mich überall gut zurecht und liebe den Kontakt mit Menschen. Schon meine Mutter war so. Außerdem bin ich gern unterwegs. Und Ministerinnen und Minister haben ja bekanntlich ihre eigenen Bereiche und ihr Hoheitsgebiet, in dem sie selbst entscheiden können, was zu tun ist. Aber es gibt noch einen wichtigen Grund für eine gute „Außenpolitik": Jeder Organismus und jede Familie braucht eine Außengrenze. Sie schirmt sie nicht nur nach außen ab, sondern stabilisiert sie auch nach innen. Das gibt allen Sicherheit.

Die Freiheit, selbst zu entscheiden, ist dir wichtig, oder?
Greti: Ja, absolut, sehr wichtig sogar. Ich hätte mir nie vorstellen können, vor jeder Entscheidung, die zu treffen war, die Zustimmung meines

Mannes einholen zu müssen. Außerdem war er sichtlich froh, dass ich ihm viele Entscheidungen abgenommen habe. Ich hatte immer volle Freiheit bei der Haushaltsführung und Vollmachten über unsere Konten und konnte kaufen, was ich für richtig gehalten habe. Aber bei wichtigen Entscheidungen haben wir uns immer abgestimmt, und ich habe dem Alois das Gefühl gegeben, dass er die letztgültige Entscheidung zu treffen hat. Ich habe ihn nie mit einsamen Beschlüssen überrascht, aber ich habe viele Jahre lang die Kinder betreut und viel am Hof mitgeholfen. Da lernt man schnell, rasch zu entscheiden. Durch gute Organisation und ein konstruktives Zusammenhelfen haben wir es immer geschafft, im Winter eine Woche Skiurlaub zu machen und im Sommer eine Woche ans Meer zu fahren.

Und in deinen anderen beruflichen Tätigkeiten?
Greti: *Nach meiner Lehre in Steyr als Großhandelskauffrau und Ablegung der Stenotypistinnen-Prüfung habe ich bei einem Notar gearbeitet und war dort „die Schriftkundige", die die Kurrentschrift in den alten Grundbüchern entziffern musste. Gott sei Dank haben mir am Anfang freundliche Rechtspfleger dabei geholfen.*

Und deine besonderen Fähigkeiten in der Kurzschrift und im Maschineschreiben?
Greti: *Die kamen beim Notar beim Verfassen von Verträgen zum Tragen, die damals noch im Durchschriftverfahren zu schreiben waren, und später bei einem Arzt. Ich war 10 Jahre lang bei ihm als „Mädchen für alles" tätig, habe kaufmännische Tätigkeiten erledigt, gleichzeitig die Patienten im Wartezimmer koordiniert, ich musste das medizinische Fachvokabular lernen und Gutachten über Gutachten schreiben. Oft bis in die Nacht hinein. Das wurde mir dann wegen unserer Kinder zu viel. Aber unsere Tochter Martina hat mir dann den nächsten Impuls gegeben.*

Inwiefern?
Greti: *Sie hat ein Inserat gelesen, dass eine Geschäftsleitungs-Assistentin für eine Sozial-Organisation gesucht wurde. Das war auf Anhieb das*

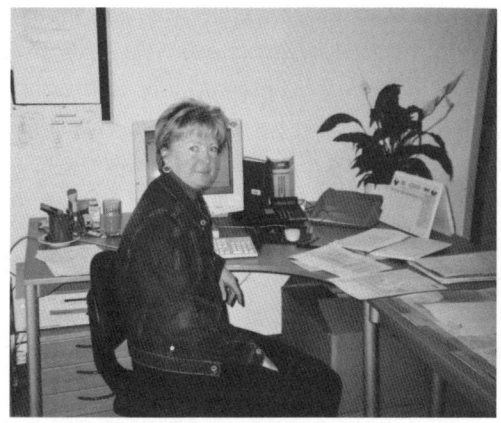
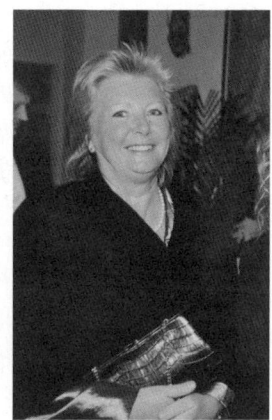

ultimativ Richtige für mich: *Da konnte ich organisieren, Sitzungen vorbereiten, diskutieren ... und mit und für Menschen arbeiten. Das war eine sinnvolle Tätigkeit, und es hat auch die interne Kommunikation sehr gut gepasst. Da bin ich dann bis zu meiner Pension geblieben.*

Deine besonderen Stärken?
Greti (überlegt): *Alle haben gewusst, dass sie sich auf mich hundertprozentig verlassen können. Ich habe oft und sehr genau mitstenografiert und die Aussagen meistens sofort in die Schreibmaschine geschrieben. Das hat meinen Chefinnen viel Unterstützung und Sicherheit gegeben.*

Wann hast du das so perfekt gelernt? In der Stenotypisten-Ausbildung?
Greti: *Nicht nur, hauptsächlich durch Praxis. Bruno Kreisky war da seinerzeit ein idealer Trainer und Diktierer.*

Wie das?
Greti (lacht): *Bei seinen Reden im Fernsehen habe ich den Stenoblock geholt und geübt. Er hat so langsam gesprochen, dass ich immer locker mitgekommen bin. Später habe ich dann meinen Chef, den Notar, beim Stenogramm als Schnellredner kennengelernt.*

Und wie hast Du bei all der Arbeit Deinen Reise- und Kulturhunger stillen können?
Greti: *Zuerst musste ich noch den Alois dafür gewinnen. Das war gar nicht so einfach. Aber bei Kunst und Kultur ist er dann mit seiner Bildhauerei ganz von selbst in Bewegung gekommen, und seine Begeisterung hat auf mich zurückgewirkt und meine Interessen für Vernissagen, Konzerte und Ausstellungen weiter verstärkt. Außerdem war ich 25 Jahre lang Mitglied in unserem Singkreis. Jetzt – in der Pension – sind der Alois und ich zu richtigen „Kulturtouristen" geworden. Wir haben schon viel von der Welt und ihren Kulturen und Kunstschätzen gesehen.*

Wie habt ihr den Kunstsinn beim Alois geweckt und gefördert?
Greti: *Das war irgendwie ein Selbstläufer. Ein Impuls hat gereicht. Freunde haben ihm zu seinem 50er die Teilnahme an einem Bildhauerworkshop in St. Margarethen geschenkt, und ab diesem Zeitpunkt hat er so viel Talent, Gespür, Begeisterung und Ausdauer an den Tag gelegt, dass wir gesehen haben: Das ist ganz seins!*

Und wofür kannst und willst Du persönlich in den nächsten Jahren Gespür, Begeisterung und Zeit aufbringen?
Greti: *Ich bin glücklich, zufrieden und dankbar und wünsche mir nur, dass auch gesundheitlich alles möglichst lange so bleibt, wie es ist. Ich bin aktiv und erst vor einigen Tagen von einer mehrtägigen Fernwanderung mit Freundinnen von Lech nach Füssen zurückgekommen. Jetzt bin ich wieder gern zu Hause. Die Nähe zu unseren Kindern und Enkelkindern ist einfach wunderbar. Da liegt so viel gegenseitige Wertschätzung und Liebe in der Luft, das ist herrlich und unbezahlbar. Manchmal scheint direkt ein Engel durch den Tag zu gehen. Und ich liebe Engel über alles.*

Herzlichen Dank für das Gespräch.

Das astrologische Profil: Greti im Sternzeichen der Jungfrau.
Man mag von Astrologie halten, was man will. Aber ich war verblüfft, in einem Magazin so viel Zutreffendes über das Sternzeichen der Jungfrau zu lesen, dem Greti mit ihrem Geburtsdatum am 10. September zuzurechnen ist. Deshalb habe ich die meiner Meinung nach zutreffendsten Eigenschaften aus ihrem astrologischen Persönlichkeitsprofil zusammengestellt.

Die im Sternzeichen Jungfrau Geborene ...
- ist eine intelligente Perfektionistin und kritischer Beobachter ihrer Umgebung. Ihr entgeht kein Detail, und sie wird auch den kleinsten Fehler finden
- ist bereit, vollen Einsatz zu beweisen, geht aber nur ungern ein Risiko ein und verlässt sich auf ihre Intuition, ihr Pflichtgefühl und auf ihren sicheren Blick für das Wesentliche
- ist intelligent und immer bemüht, etwas Neues dazuzulernen; ihr gutes Gedächtnis sorgt dafür, dass sie sich auch vieles merkt
- ist ein Zweckmensch, der aber nicht gerne ganz vorne in der ersten Reihe steht, sondern lieber im Hintergrund dirigiert. Oft ist sie diejenige, die „alles zusammenhält"
- ist die Verlässlichkeit in Person, liebt das Exakte und ist für vernünftige Kompromisse zu haben. Ihr Ordnungssinn und ihr Ordnungswille sind legendär
- sie ist gepflegt, stilbewusst, vielseitig und kulturell interessiert. Und wenn ihr etwas nicht passt, teilt sie das sofort und direkt mit.

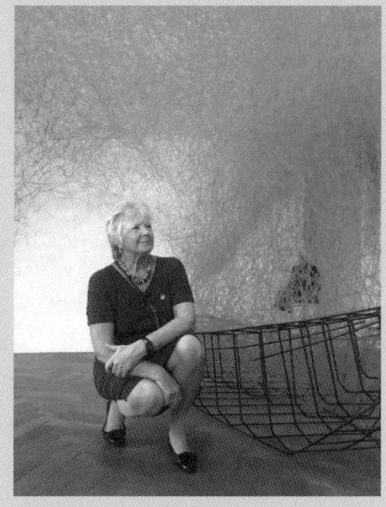

Ja, das sagen die Sterne, und ich kann sagen, dass sich diese Eigenschaften der Jungfrau auch im täglichen Leben zeigen. Aber die Sterne sagen nicht, wie man mit Persönlichkeiten dieser Art am besten umgehen soll. Heute weiß ich: Der geglückte Umgang mit ihnen erfordert lebenslanges Lernen, Akzeptanz, Geduld, Wertschätzung ... und Liebe. Eine Lebensregel, denke ich, die allerdings nicht nur auf das Zusammenleben mit den besonders akkuraten Jungfrauen allein anzuwenden ist.

Meine Lebensziele: Vermietung und unabhängig sein.
Mein jugendlicher Leichtsinn verleitete mich einmal zu folgender Ansage: „Ich will mit 50 so viel Geld beisammen haben, dass ich ‚Privat' auf meine Visitenkarte schreiben kann." Dieser Ausspruch war nicht wörtlich gemeint, sondern sollte anzeigen, dass ich ein stolzes Ziel vor Augen hatte.

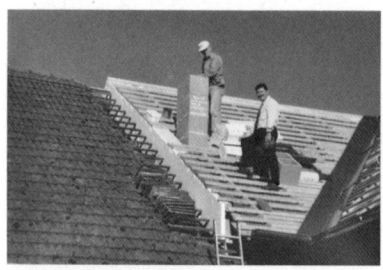
Mein Freund Rainhard Steindl besucht mich auf der Baustelle.

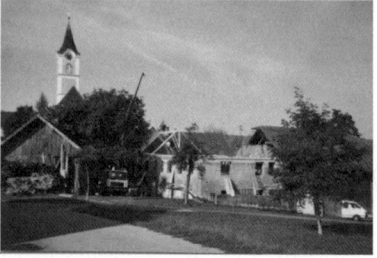
Einbau von fünf Wohnungen in das Stallgebäude.

Das ging sich fast aus, denn mit 53 Jahren hatte ich meine Investitionen in Wohnungen glücklicherweise abgeschlossen. Meine Frau und ich besaßen nun gemeinsam 23 Wohnungen, und wir waren schuldenfrei. Mit den Mieteinnahmen wäre es möglich gewesen, den Versicherungsberuf an den Nagel zu hängen und ganz auf Privatmann zu machen. Aber da hätte mir etwas ganz Entscheidendes gefehlt: eine sinnvolle Tätigkeit. Aber von nun an verwaltete ich die Wohnungen nicht mehr selbst, sondern leistete mir eine Hausverwaltung, die diese Arbeit übernahm.

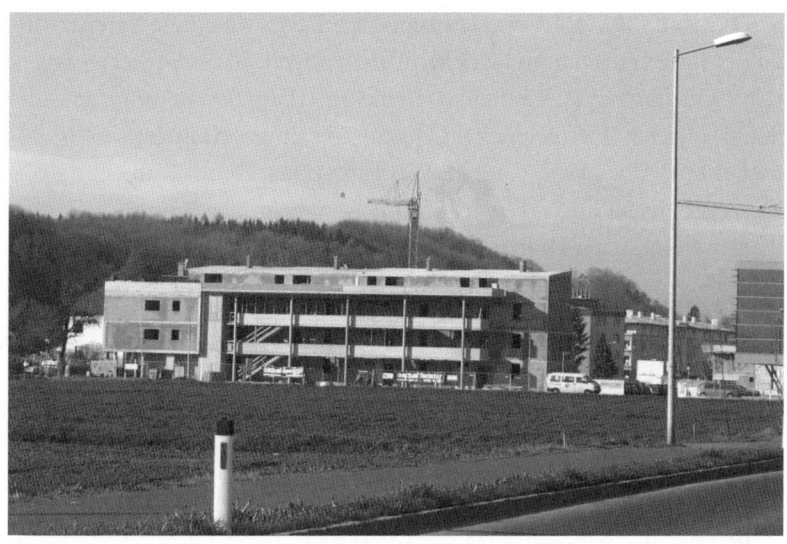

Mein Ziel war nun die volle Ausrichtung auf den Versicherungsberuf und dort bis zur Pensionierung voll dabei zu sein. In den 1980er Jahren zahlten die Banken bis zu 10% Zinsen im Jahr. Allerdings war auch die Inflation dementsprechend hoch. Viele Anleger

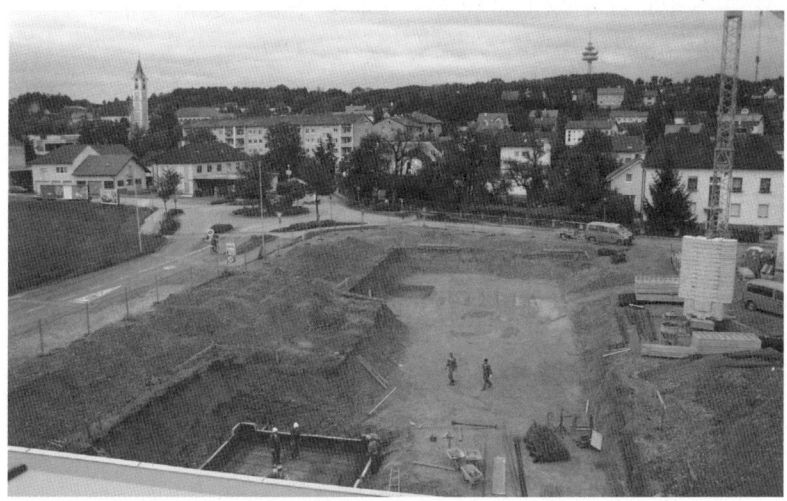

waren deshalb der Meinung, ihr Geld solle besser auf den Sparbüchern „arbeiten", das bringe mehr als Immobilien.

Mag schon sein, dass es so war, aber ich wäre sicher schon damals in Immobilien gegangen, weil sie günstig zu bekommen waren. Vorerst stand aber mein Eigenheim auf dem Programm, und ich konnte nicht an mehr denken. Wenn die Gelegenheit später kommen sollte, würde ich sie nützen. Ich sah viele mögliche Projekte, überall Chancen und Möglichkeiten. Fantastische Dinge sind da umhergeschwirrt: Häuser die zu kaufen wären, Projekte, die man verwirklichen könnte, Geschäftsideen, bei denen es sich gelohnt hätte zu investieren. Ich habe da immer schon fertige Bilder vor mir gesehen, als ob schon alles existieren würde. Aber Träume blieben Schäume. Die Seifenblasen zerplatzten, ich hatte keinen Sponsor, und musste mir alles selbst verdienen.

Wenn sich etwas als durchführbar herausstellte (wie in unserem Bauernhaus), dann ging alles sehr schnell: Pläne wurden gezeichnet, Zustimmungen eingeholt, um Baugenehmigung angesucht und umgesetzt. Wenn alles fertig im Kopf schlummert, braucht es nur noch gemacht zu werden, das ist einfach. Mir war aber immer wichtig, alle Eventualitäten vorher abzuwägen. Oft blieb aber nichts anderes übrig, als fertige Pläne umzuschmeißen und wieder von vorne zu beginnen. Das nervt zwar auch, aber Gedankengebäude sind leichter einzureißen als reale. Ich habe hin und her überlegt, alles mehrere Male abgewogen, dies und das gedacht und erst dann entschieden. Wenn auch Greti zu gewinnen war, dann fuhren die Bagger! Es nahm alles seinen Lauf, ich wollte nur möglichst keine Überraschungen erleben. Natürlich würden immer wieder Probleme auftauchen, das wusste ich genau, aber ich bin daran nicht verzweifelt, weil ich immer einen Ausweg parat hatte. Aber ehrlich gesagt: Ungeduldig war ich oft.

Theater am Heuboden.
Im Jahr 1998 stellten wir im Bauernhaus mit viel Eigenleistung die zweite Bauetappe mit fünf weiteren Mietwohnungen fertig, und es galt,

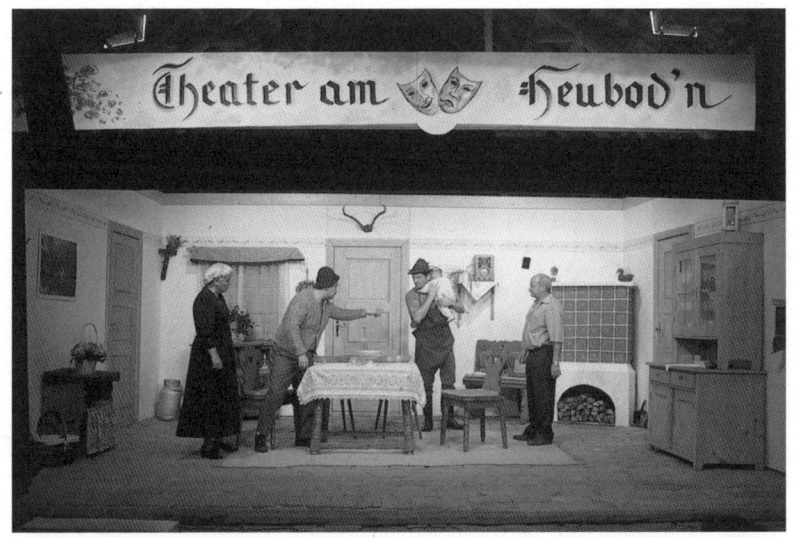

diese zu vermieten. Von den Haider Faschingssitzungen, an denen die Männer des Singkreises teilnahmen bzw. aus dem Stadtrat kannte ich die Tochter Edith der Stadtratskollegin Brigitte Schauflinger. Edith hatte sich gerade wieder einmal beruflich verändert und arbeitete nun in einem Immobilienbüro als Maklerin.

Ich fragte sie, ob sie Interesse an der Vermittlung dieser fünf Mietwohneinheiten hätte. Zu dieser Zeit herrschte gerade große Nachfrage, und so war das für sie eine gute Gelegenheit, Umsatz zu machen, und sie stimmte freudig zu. Im Nu brachte sie uns jede Menge Interessenten, darunter einen Wiener namens Karl Fuhs, der nach einer lebensgefährlichen Krebsoperation in Form eines Teilzeitjobs wieder arbeiten sollte und daher in die Linzer Filiale seiner Werbefirma gewechselt war. Er brauchte in Linz-Nähe eine Wohnung und war auf diesem Weg zu uns gestoßen.

Karl und Riki mieteten die Wohnung und ich machte sie auf den ausbaufähigen Heuboden aufmerksam, der das Zeug zum Theaterraum hatte. Karl sagte, er sehe sich da schon spielen. Edith Schauflinger hörte geduldig zu. Nach einer Woche rief sie an und fragte mich,

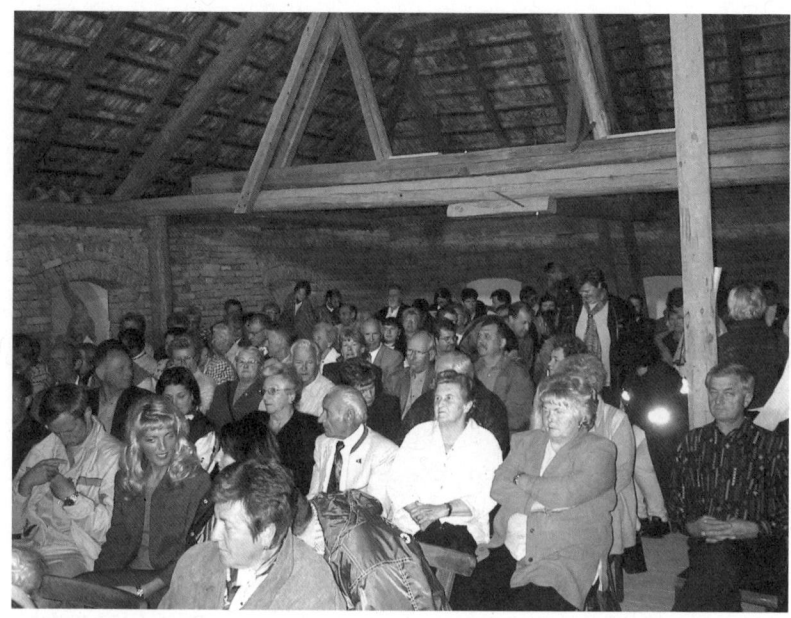

ob ich das mit dem Theater ernst gemeint hätte. Ich bejahte, und sie erzählte mir, dass sie eine Truppe hätte, die so eine Location sucht. Schnell war ein Besichtigungstermin ausgemacht, und der Heuboden gefiel allgemein gut. Die Theatergruppe half tüchtig zusammen, und in kürzester Zeit war aus dem alten Stadel ein vollwertiges Bauernhoftheater gezaubert. Ich half beim Errichten des nach hinten ansteigenden Zuschauerraumes gerne mit. Als Konstruktionsholz dienten uns alte Dachsparren, die uns Bräuer Hans vom Steinaltgut gerne schenkte. Er wechselte gerade sein Dach aus.

Die Bühne war (bedingt durch die höhere Durchfahrt gegenüber der Wagenremise) von Haus aus um 60 cm höher, sodass nichts geändert werden musste. An der Kante brachte man den Vorhang an, der durch einen Torantrieb automatisch geschlossen werden konnte. Es fehlte noch der Regieraum, und alles war perfekt.

Mit Juni 2000 begann die Spielsaison im „Theater am Heuboden". Sie setzte sich jährlich mit Lustspielen 20 Jahre ohne Unterbrechung fort. Die Spieler rund um Toni Genser und seine Gattin Karin kamen bei den Zuschauern bestens an und hatten immer ein volles Haus, ohne viel Werbung machen zu müssen. Die Aussendung einer E-Mail genügte, und die Karten waren ausverkauft. Mit den Jahren mussten sie immer wieder Vorstellungen einschieben, sie hatten zuletzt 10 Aufführungen pro Saison. Im Jahr 2020 und darauffolgend machte auch das Theater am Heuboden - wie alle anderen Kulturlocations auch – Corona-Pause.

Freundschaft mit Karl und Erika Fuhs.
Wie gesagt, Karl und Riki waren liebe Mieter, und wir hatten mit ihnen ein sehr gutes Verhältnis. Karls Vorahnung wurde Wirklichkeit, und er konnte den „Herrn Karl" und „Ein Bayer im Himmel" noch selbst am Heuboden spielen.

Karls Leidenschaft zum Theater führte uns einmal ein Wochenende in seine Heimat nach Weitra, wo er im Wirtshaus seiner Verwandten mit Freunden ein Kabarett aus Wiener Klassikern zum Besten gab.

Leider verstarb Karl Fuhs 52-jährig im Dezember 2000 an seinem Krebsleiden. Er hatten sich von seiner Dickdarm OP und folgenden Metastasen nicht mehr erholt. Seine Asche liegt nun verstreut im Helenental in Weitra. Bei einem gemeinsamen Besuch mit Riki am Grabstein von Karl erinnerten wir uns an die schöne gemeinsame Zeit in Ansfelden.

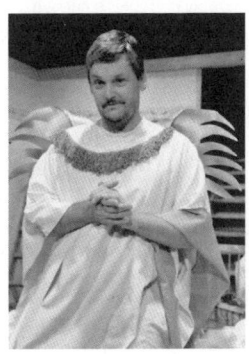 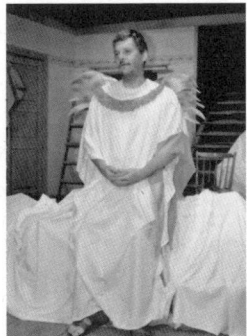 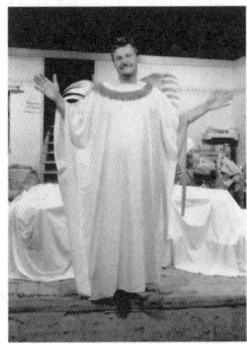

SECHSTES KAPITEL

ICH BESCHÄFTIGE MICH MIT KUNST.

In der Jungsteinzeit wurde nichts weggeworfen, schon gar kein Werkzeug. Springt die Form aus dem Stein, wenn ihn der Steinbildhauer bearbeitet? Sternstunden im burgenländischen Steinbruch St. Margarethen? Te Deum laudamus – eine Hommage an Anton Bruckner. Digital und analog. Steine, die mich faszinieren. Auf Brač beginnt's.

Was hat es mit dem Ansfeldener Fund eines Steinbeils aus der Jungsteinzeit auf sich?
Im Jahr 1989 ging der Neubau unseres Eigenheimes in Ansfelden der Fertigstellung entgegen, und wir konnten im November von der Wohnung im Bauernhaus in den Neubau übersiedeln. Der Pool musste noch etwas warten, das ging sich einfach nicht mehr aus. 1995 war es dann auch damit so weit.

In Zuge der Erdarbeiten „sprang mir urplötzlich ein Stein ins Auge", der gar nicht nach einem bekannten Kieselstein aussah. Ich hob ihn auf und nahm ihn mit in die Garage, um ihn zu waschen. Sofort fiel mir auf, dass der 13 cm lange hellgrüne Serpentin sorgfältig zu einer Spitze und auf der gegenüberliegenden Seite zu einer Schneide geschliffen war.

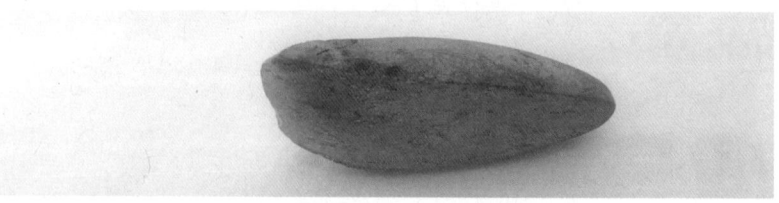

Ich beschloss, den Fund am Institut für Frühgeschichte registrieren zu lassen und genauere Details zu erfragen. Der zuständige Beamte der OÖ Landesregierung erklärte mir, dass der Fund aus der Jungsteinzeit stamme, 4 bis 6 Jahrtausende zurück und entweder als Beil mit einem Holzstiel verwendet worden war, oder so, wie er war als Haushalts- oder Handwerkzeug gedient hatte. Auf meine Frage, wie der Stein in die Erde gekommen sein könnte, und ob er vielleicht auf einem urzeitlichen Müllhaufen geworfen worden wäre, weil plötzlich besseres Werkzeug verfügbar war, antwortete mir der Museumsmitarbeiter: „So eine Frage könne wohl nur ein Mensch stellen, der im Mickey-Mouse-Zeitalter auf die Welt gekommen ist: „In der Jungsteinzeit warf niemand etwas weg, schon gar kein Werkzeug!" Diese Aussage ließ mich ziemlich naiv dastehen!

Auch fand ich an dieser Stelle ein stark verrostetes Eisenstück, ca. 30 cm lang mit einer deutlich geschmiedeten Spitze. Auch bei diesem Fund tippte ich auf eine Besonderheit, vielleicht ein Armbrustpfeil aus dem Mittelalter? Das Museum für Frühgeschichte konnte keine schlüssige Antwort finden. Etwas später erklärte mir ein anderer Experte, das sei keine eiserne Pfeilspitze sondern schlicht und einfach der Rest eines Holzbohrers, bei dem die Bohrschneide weggerostet ist. Die deutlich geschmiedete Spitze sei jene Seite, die im Holzgriff eingelassen war. Jetzt war klar: Das ist der rostige Rest eines Bohrers und kein wertvoller Schatz!

Nichtsdestotrotz habe ich auch allein mit dem hellgrünen Serpentin aus der Jungsteinzeit viel Freude. Ich durfte ihn nach der Registrierung als Finder mit nach Hause nehmen, und er war das erste Stück meiner Sammlung, die später in meiner „Fruchtfolge Kunst(handwerk)" entstehen sollte.

Digital und analog: Warum Steine so herrlich in unsere Zeit passen.

Steine sind so ziemlich das Undigitalste, was es gibt.
Ich liebe Steine. Die Steine am Strand. Die Steine in den Bergen. Steine schaffen analoge Orte für Menschen. An

> Stein kommt Digital nicht ran. Wenn alles überall digital zur Verfügung steht, werden Orte aus Stein wieder besonders. Sie sind Unterkunft, Treffpunkt, Arbeitsplatz, Zufluchtsort, Orte der Geborgenheit.
> (Andre Wilkens, Analog ist das neue Bio, Berlin, 2015)

Das Markenlexikon von Prof. Dr. Karsten Kilian lässt uns wissen, was zu den fünf prägenden Wahrnehmungen oder Sinnen des Menschen zählt: der Sehsinn (visuell), der Hörsinn (auditiv), der Tastsinn (haptisch, kinästhetisch) sowie der Geruchssinn (olfaktorisch) und der Geschmackssinn (gustatorisch). Hierzu Kilian: "Während des Wahrnehmungsprozesses nehmen die räumlich voneinander getrennten Sinnesorgane Informationen über weitgehend unabhängige Sinneskanäle auf, um sie anschließend zu einem ganzheitlichen Bild zusammenzufügen."

Während in der Werbewirtschaft bewusst und gewollt auf einem oder zwei Sinneskanälen – meist visuell und akustisch – kommuniziert wird, so ist es in der Pädagogik wichtig, multisensual an die Vermittlung der Inhalte heranzugehen.

Im Besonderen lassen uns die über die Haut gesendeten Tastsignale emotionale Erfahrungen erleben. Auf der einen Seite raue, grobe, scharfe, harte, kalte, heiße Signale und auf der anderen Seite weiche, glatte, warme, ölige.

Nicht nur das Hören, Sehen, Riechen und Schmecken brauchen wir für eine umfassende Erfahrung, sondern besonders die Berührung. Das Wort „be-greifen" in seiner Bedeutung verlangt allein schon nach einem „Greifen", nach einem Hinlangen und Zupacken. Um im Gehirn eine richtige Darstellung der Begriffe für unsere Lernobjekte abspeichern zu können, ist diese Wahrnehmung von essenzieller Bedeutung. Ich erinnere mich noch genau, wie verletzend es Kinder empfinden, wenn sie in ihrem Entdeckungsdrang alles anfassen wollen und dann von den Erwachsenen mit den Worten vertrieben werden: „Nicht angreifen!". Dabei ist gerade für Kinder das Ausleben des Tastsinnes ein überaus beglückendes Gefühl. Ich hätte als kleiner Junge gerne auf die Tasten eines Klavieres geschlagen, um das wunderbare Gefühl der selbst erzeugten Töne zu genießen. Aber das Einzige, was ich zu hören bekam, war: „Finger weg!" Kein Wunder, dass dabei aufkeimendes Interesse vernichtet wird. Umso mehr freut es mich, dass mein Enkelsohn Felix mit Klavierunterricht an der Musikschule Ansfelden begonnen hat.

Genauso ist es mit den zwischenmenschlichen Gefühlen: Bereits das Baby kann ohne die gefühlte Nähe der Mutter nicht existieren. Besonders liebende oder ältere Menschen können nicht genug Umarmungen oder Berührungen kriegen. Die Natur des Menschen verlangt nach kinästhetischer Wahrnehmung. In der Vergangenheit war man der Meinung, dass Kinder nicht verwöhnt werden dürfen. „Nur ja nicht verscheißen", hieß es früher.

Aber gerade durch diese mangelnde Zuwendung zog man viele psychisch belastete Menschen heran. Ich will damit deutlichmachen, wie wichtig Berührungen sind und genieße selbst auch jede Form davon. Wer weiß, ob gerade ein Mangel in der Kindheit nun so sehr nach Kompensation schreit?

In meiner Kindheit habe ich kein Manko an Berührung gespürt oder dass sich die Eltern aufgrund der vorherrschenden Meinung aus den alten Lehrbüchern (Nazizeit) mit Zuwendung zurückgehalten hätten. Ihr gewaltiges Arbeitspensum ließ aber einfach nicht mehr Zeit für die Kinder zu. Meine Mutter war trotz allem immer sehr fürsorglich und verständnisvoll, obwohl sie ihre „Prinzipien" hatte. Ich fand die Kindheit nicht belastend, wir vier Kinder waren in der Familie geborgen und hatten eine gute Gemeinschaft.

Zum feinsinnigen Berühren gehört auch das Anfassen von Steinen. Zum Heben verlangen sie die ganze Kraft. Unbehauen spitz und kantig können sie uns sogar verletzen, aber geschliffen und poliert mutieren sie zu streichelweichen sanften Objekten und Charakteren. Es ist ein geradezu sinnlicher Genuss, mit den Fingern über sie zu gleiten und die Formationen zu spüren; besonders dann, wenn man ihnen selbst eine (neue) Form gegeben hat. In Wirklichkeit ist das alles ein Findungsprozess.

Ich habe vieles probiert, auch das Schnitzen. Zum Drechseln braucht man aber eine Maschine, die ich nicht hatte. Steine zu gestalten, war spannend, weil es viel Arbeit bedeutete und weil deshalb nur wenige Künstler diesem Genre treu geblieben sind. Skulpturen fand ich schon deshalb anziehend, weil sie von Dauer waren: Alles, was von der Antike an Bestand hatte, war aus Stein. Meine Frau bekam mein Interesse mit und unterstützte mich, auch trug sie meinen Hang zur Bildhauerei mit und spornte mich an, etwas zu tun.

Unglaublich? Ich beschäftige mich mit Kunst.
Mir sind schon als kleiner Bub bei Besuchen von Onkel Hans und Tante Kathi - das ist das Elternhaus meiner Mutter - beim Oberherber in der Stube Schnitzereien aufgefallen. Es haben mir die kunstvollen Ornamente mit zwei Pferden auf einem Türl imponiert, welche die Brüder meiner Mutter in den 1930er Jahren gestaltet hatten. Sie schnitzten auch Bilderrahmen und erwirtschafteten damit einen kleinen Zuverdienst. Während der Schulzeit nahm ich hin und wieder

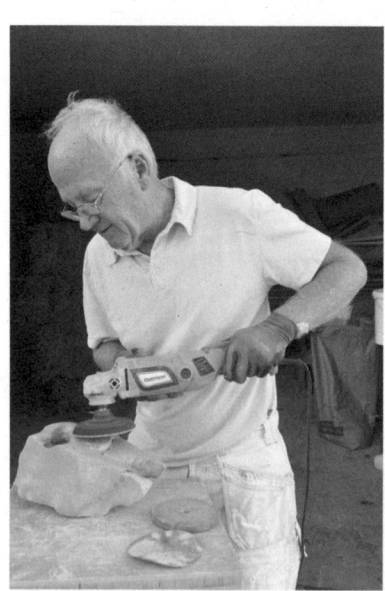

ein kleines Stück Kreide von der Tafel, schabte im Unterricht unter der Bank heimlich alle Zahlen von eins bis neun heraus und reihte sie hintereinander auf. Beim Bleistiftzeichnen fiel mir auf, dass man beim Erstellen von Skizzen den Schatten zu Papier bringen musste, die hellen Stellen lieferte das Papier. Die Arbeit gelingt sozusagen im Negativverfahren. Im Unterricht erfuhr ich so etwas nicht, da musste man schon selber draufkommen. Im Realgymnasium Fadingerschule in Linz unterrichtete Prof. Schreiber „Bildnerische Erziehung". In einer Werkstunde erhielten wir die Aufgabe, aus Ton Tiere zu formen. Ich wählte einen Bären und traf diesen so perfekt, dass am Ende des Schuljahres, als die Werke vom Lehrer an die Schüler zurückgegeben wurden, mein Bär nicht mehr zu finden war. Ich hätte ihn gerne daheim stolz hergezeigt, tröstete mich aber damit, dass er jemandem anderen besonders gefallen haben musste und ein gutes Zuhause hatte. Auch wurden die besten Zeichenwerke regelmäßig in den Gängen der Schule ausgestellt, von mir war häufig etwas zu sehen, was mich sehr mit Freude erfüllte. Zeichnen und malen gingen mir leicht von der Hand, ich wollte aber etwas machen, das anspruchsvoller war; Maler gab es mir schon zu viele und so stieß ich auf Steinbearbeitung.

Ein Burgenlandaufenthalt mit Besuch im Steinbruch St. Margareten machte mich auf die Arbeiten von Karl Prantl und seiner Symposiumsmitglieder aufmerksam. Ich war hellauf begeistert und kletterte mit Greti an den Westhängen des Steinbruchs umher und besuchte die Werke der internationalen Künstler und das Bildhauerhaus. Meine Frau merkte die Begeisterung in mir und empfahl meinen Gästen anlässlich meines 50. Geburtstages, mir ein Bildhauerseminar im Steinbruch St. Margareten zu schenken. Ich freute mich darüber sehr und brachte zwei Werke vom dortigen Kurs mit nach Hause. Das Problem am Beginn des Kurses war, dass ich keine Idee hatte, was ich denn für ein Objekt machen wollte.

Der Kursleiter empfahl mir, vorerst einmal Steine auszusuchen, dann werde die Form schon aus dem Stein springen. Und so war es dann auch. Ich sah in dem kleinen Felsen vor mir am Boden einen historischen Sockelstein und der wurde es.

Noch heute steht er bei mir zu Hause im Garten. Fast jedes Jahr zu den Opernfestspielen in St. Margarethen fanden einige neue Steine Platz im Kofferraum meines Autos und fuhren mit nach Hause. Nicht nur von dort, sondern auch aus verschiedenen anderen Brüchen nahm ich immer wieder Steine mit nach Hause, aus Carrara genauso wie aus Adnet, Untersberg, Sölk oder dem Kärntner Krastal.

Bei den diversen Künstlern bewundere ich immer deren durchgängigen Stil, ihre ureigene Linie, die typische wiedererkennbare Formensprache, die individuelle Art, aber die gleiche Richtung der Werke. Man sieht ein Objekt und weiß, wem es zuzuordnen ist. Bei mir stellte sich diese eindeutige Richtung nicht sofort heraus, ich verwendete verschiedenste Steine, unterschiedliche Handwerkzeuge wie Meißel, Korundstein, Schleifpads, aber auch elektrische Maschinen wie Winkelschleifer oder Po-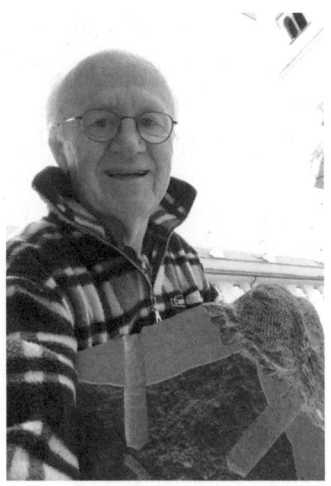
lierscheibe. Je härter die Materialien sind, desto spröder sind sie auch und können mit der Hand kaum bearbeitet werden.

Hier lernte ich, mit der Flex zu arbeiten. Weiche Felsen konnte ich mit dem Handeisen gut formen, dafür nicht auf Hochglanz polieren. Färbige Steine zeigten ihre Buntheit erst nach dem Schleifen, was immer zu spannenden Überraschungen führt. In meinem Fall ist jedes Stück ein neues Abenteuer, weil ich nicht weiß, was herauskommen wird. Umso größer die Überraschung nach Fertigstellung. Ich würde mich als Suchenden beschreiben, einen, der immer wieder neue Materialien und Formen entdecken will. Das reicht von Marmor, Kalkstein, Sandstein über Granit bis Serpentin.

Mich faszinieren alle Steine, die dicht sind und sich gut polieren lassen. Ich bin allerdings schnell draufgekommen, dass sich genau diese Steine besonders schwer bearbeiten lassen. Ich begann also mit Sandsteinen und weicherem Kalk, probierte verschiedenste Werkzeuge aus und lernte sowohl Techniken als auch Materialien immer besser kennen. Das ist auch der Grund, weshalb bei mir alle möglichen Steinarten und Formen vorkommen. Ich habe mich herangetastet, sowohl im Material als auch in der Form. Bei jedem Künstler triffst du auf unterschiedlichste Techniken.

Einige arbeiten nur mit maschinellen Werkzeugen, andere wie Christian Koller (der Steineflüsterer) lehnen das ab. Er akzeptiert nur Knüppel und Handeisen, lässt seine Schüler gleich einem Pilger an die noch unbekannte Figur heran und sagt: „Sie werden auf Ihrem Weg erkennen, was im Stein verborgen war." Bei mir ist das anders: Ich will im Kopf ein Projekt vor meinem geistigen Auge sehen, warten, bis es für mich klar Form annimmt, und erst dann zur Tat schreiten – und eigentlich nur ausführen, was im Kopf längst Gestalt hat: Und das Wort ist Form geworden. Nur hat das leider in meinen Anfängen noch nicht funktioniert: Ich stand gleichsam wie ein Maler vor seinem leeren Blatt, wusste nicht, was ich machen sollte, und war daher gezwungen, den Anleitungen Christian Kollers zu folgen. In der Zwischenzeit häufen sich die bereitgelegten Steine und die Projekte. Es kommt Leben in die Bude. Fließende Formen mit Wölbungen und Falten sprechen mich besonders an. Auch liebe ich die Spannung zwischen rohem Stein und polierten Flächen. Nachdem mir klar geworden war, dass mir die härtesten Steine wie kristalliner Marmor, harter spröder Kalkstein, Granit und Serpentin am besten zusagen, probierte ich unter Einsatz des Winkelschleifers Diamantsägeblätter sowie Schleifpads aus Korund und Diamant aus.

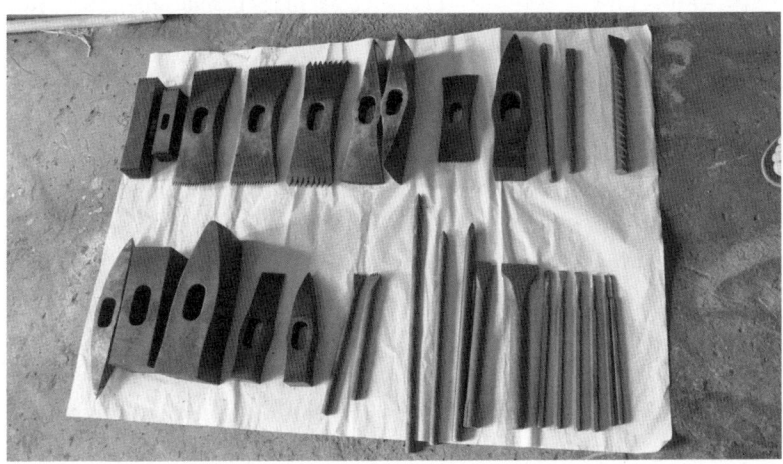

Da ging es dann richtig zur Sache. Anfänglich wusste ich nicht, wo ich diese Werkzeuge kaufen konnte und versuchte es mit Baumarktmaterial für Holz und Eisen. Schnell fand ich die Grenzen, denn dieses Hobbyzeug war meinen Anforderungen nicht gewachsen und nach wenigen Minuten hinüber. Gute Tipps erhielt ich hingegen von unserem Steinmetzmeister Zika, der bei Grabsteinen auch nur härtestes Rohmaterial verwendet. Mittlerweile weiß ich, wo die Profis einkaufen.

Ich arbeite aber auch viel mit Handschlegel und Meißeln und verwende zum Polieren Handrutscher mit Diamantsplittern. Es hat schon was, mit der Hand zu arbeiten. Am Ende des Tages erscheinen dann auch andere Formen genauso spannend wie die, die mit der Flex geschnitten wurden.

Ich bin nicht so der perfekte Technikfreak, sondern mehr der Improvisator mit Geschick und Augenmaß.

Wir hatten in meiner Jugend keine perfekte Hofwerkstatt, ich habe im Rahmen der bestehenden Möglichkeiten mit einfachsten Mitteln herumgeschraubt so gut es ging. Wichtig war, die Wirkung der Maschinen gut zu kennen, damit sie richtig eingestellt waren. Ich habe mir viel selbst beigebracht, weil ich keinen Lehrmeister an meiner Seite hatte. Sensibilität hast du oder nicht, und ob es zwischen Haptik und Handwerk eine Verbindung gibt, kann ich nicht genau sagen. Vermutlich schon, denn neben dem Geschick spielt sicher auch die Freude mit. Mir gehen handwerkliche Arbeiten ohne Mühe von der Hand und bereiten mir Freude. Mit viel Training kann man zwar auch viel erreichen, wenn aber das Interesse fehlt, hat alles keinen Sinn. Da wird es zu einem wenig produktiven Zwang. Ich habe die Abwechslung zwischen körperlicher und geistiger Arbeit immer gebraucht, um in Form zu bleiben. Immer wieder Ausgleich zwischen beiden.

Rohe Kraft und brutale Gewalt sind das eine, die Sensibilität das andere. Beides hat miteinander nichts zu tun. Von einem Menschen mit Bärenkräften erwarten wir genauso einen gut ausgeprägten Tastsinn, die nötige Empfindsamkeit dazu und ein überlegtes Handeln. Ein starker Elefant mit enormen Muskelkräften kann - wenn er will -

enormen Schaden anrichten, hat aber auch eine hochsensibel entwickelte Sensorik. Das muss auch beim Menschen möglich sein.

> Sobald jemand in einer Sache Meister geworden ist,
> sollte er in einer neuen Sache Schüler werden.
> (Thomas Mann, 1862-1946)

Auf Brač beginnt's.
Zuerst war es eine spontane Urlaubslaune auf der kroatischen Insel Brač. Dann haben mir meine Freunde zu meinem 50er einen Bildhauer-Kurs in den burgenländischen Steinbrüchen von St. Margarethen geschenkt, und schließlich hat mich die Leidenschaft gepackt und bis heute nicht mehr losgelassen: Mein Weg in die Steinbildhauerei.

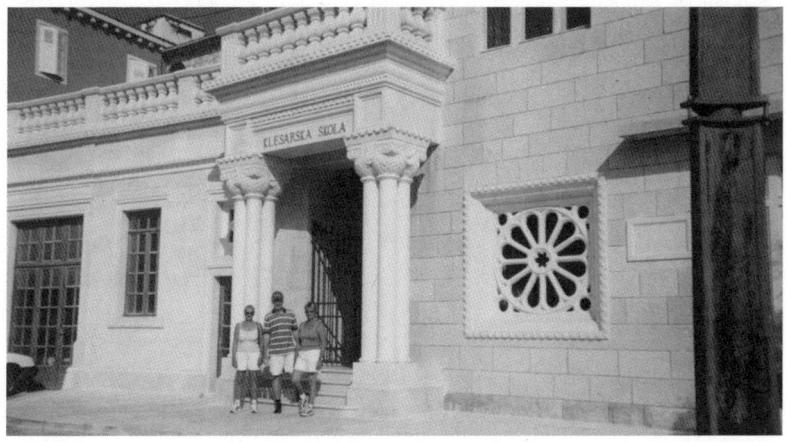

Diese Geschichte ist es wert, erzählt zu werden, weil sie für mich und die Entwicklung meiner Persönlichkeit im Laufe der Jahre zu einer Fruchtfolge der ganz besonderen Art geworden ist: Es ist nämlich etwas ganz Besonderes, das härteste Material durch den Einsatz der eigenen Energie zu bezwingen. Meine Motivation war gezündet, denn ich hatte ja auch schon bisher Handwerk und Körperkraft gerne als Ausgleich zu meinen anderen Tätigkeiten eingesetzt.

Als Greti und ich im Jahr 2003 – gemeinsam mit meiner Schwägerin Gerlinde und meinem Schwager Josef – während eines Brač-Urlaubs auf einer Inselrundfahrt die Ortschaft Pučišća mit ihrer traditionsreichen Steinmetzschule KLESARSKA ŠKOLA und ihren Werkstätten besuchten, hatte ich plötzlich die Königsidee: „Hier würde mir eine Woche Steinbildhauern gefallen, da würde ich gerne hinfahren."

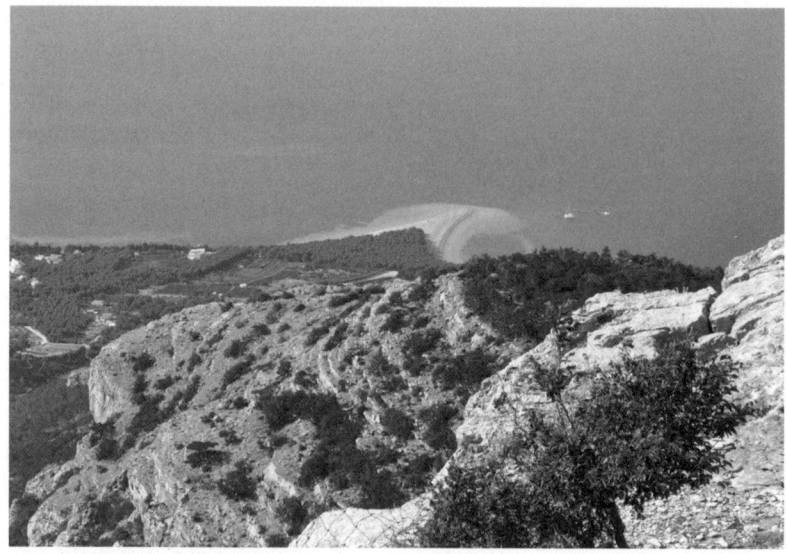

Jahre später meldete mich Greti schließlich zu einem Steine-Workshop im Bildungshaus Puchberg an, den sie aus dem umfangreichen Programm herausgefiltert hatte. So lernte ich den „Steineflüsterer" Christian Koller näher kennen. Mir gefiel die Art seiner Herangehensweise an das Thema Stein, und ich ließ mich in der Folge mehrmals in seinem Atelier blicken. Schließlich wurde ich bei den Gesprächen zwischen unseren kreativen Stunden auf seine Bildhauerreisen auf die Insel Brač aufmerksam. Und so ergab sich 2015 die gute Gelegenheit, den bereits 2003 ausgesprochenen Wunsch endlich in die Tat umzusetzen: 11 Stunden mit dem Auto von Ansfelden nach Split, mit der Fähre auf die Insel Brač und schließlich nach Pučišća ...

Brač ist seit Generationen ein Paradies für Steinbildhauer. Mit vielen Bodenschätzen, die auf eine Bearbeitung warten, mit vielen Referenzen und mit einer stolzen Geschichte. Schon in der Renaissance des 15. und 16. Jahrhunderts zogen die Steinbrüche von Brač zahlreiche Künstler, Architekten und Baumeister an. Die Insel war schon damals berühmt für ihren weißen und vor 100 Millionen Jahren in der Kreidezeit entstandenen Kalkstein, der sich durch das Zusammenwirken von Dolomit und den Schalen von Mikroorganismen gebildet hatte. Dieser Kalkstein wurde im Weißen Haus in Washington, D.C., ebenso verwendet wie beim Gebäude unseres Parlaments und der Neuen Hofburg in Wien. Heute werden auf Brač mehrere Natursteinarten abgebaut, und im südlich gelegenen Pučišća entstand die Steinmetzschule, in der die Sculpting Academy abgehal-

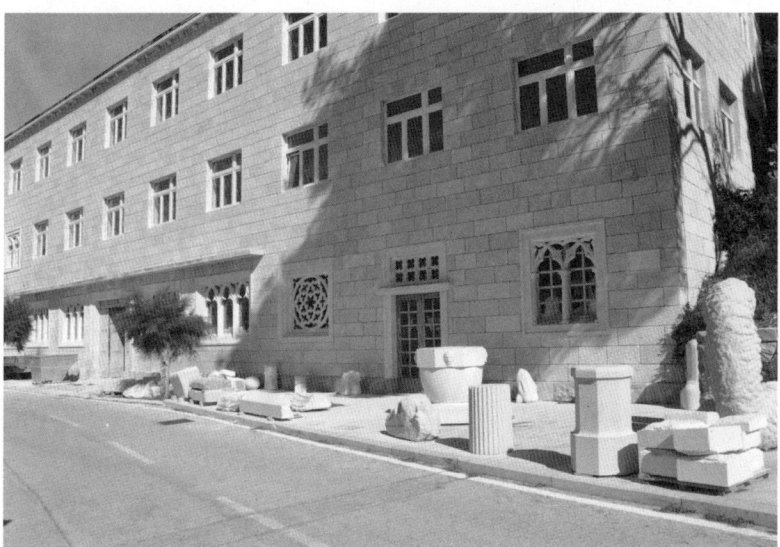

ten wurde. Die Zeit auf Brač, in der ich als angehender Steinbildhauer gearbeitet und die 40 km lange und 12 km breite Insel auf eigene Faust frei und ungebunden durchstreift habe, gehört zu den schönsten Erinnerungen meines Lebens.

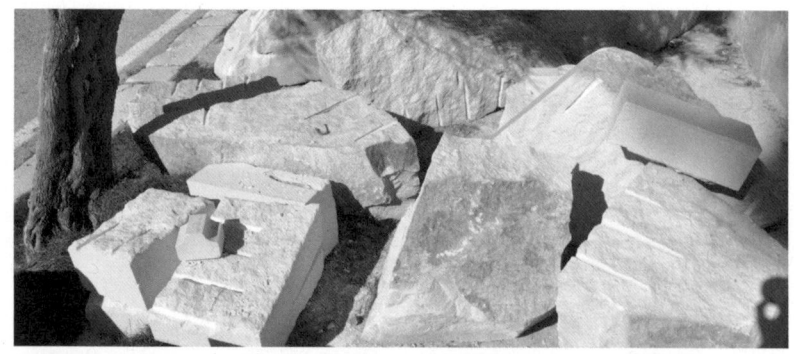

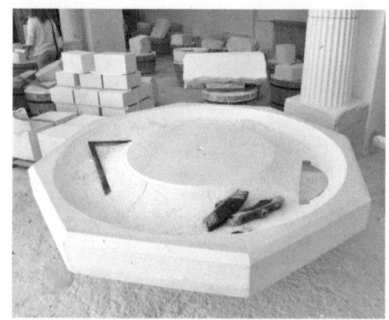
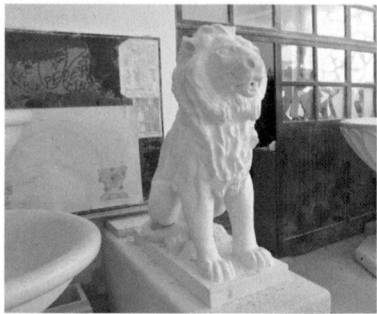

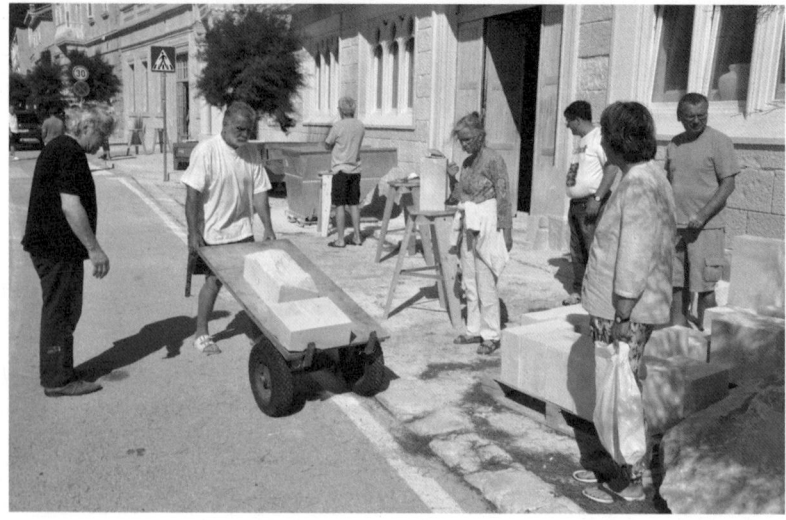

Was war das Besondere an diesem Brač-Erlebnis, dass es sich so positiv in meine Erinnerung eingegraben hat?
Wir haben in der Steinmetz-Schule und in ihren Werkstätten gearbeitet und im angeschlossenen Internat mit Vollpension gewohnt. Zur Zeit, als wir an unseren Steinen meißelten, schrieben die Schüler in den oberen Stockwerken gerade ihre Maturaarbeiten und ließen sich in Pausen hin und wieder blicken. Ein spannendes Gefühl, insgeheim auch bei diesem Geschehen mit dabei zu sein. Hin und wieder kam der Direktor der Schule zu uns und gab uns gute Tipps.

Der Touristenstrom lief währenddessen mitten durch unsere bunte Werkgruppe munter weiter. Zwar war die Schule offiziell für Besucher geschlossen, wir ließen uns aber von den Ausflüglern gern über die Schulter schauen, wenn sie durch das Tor ins Innere des Hauses gingen. Es war lustig, mit den neugierigen Urlaubern zu plaudern. Sie waren aus der ganzen Welt angereist: aus Australien, Holland, Amerika, Deutschland. Und es waren nicht nur „Pauschalreisende", sondern auch neugierige „Inselhüpfer" dabei, die unbedingt ein Foto haben wollten. Das gab mir einen guten Anlass, mit ihnen ins Gespräch zu kommen und allerhand zu erfahren. Die anderen Kursteilnehmer waren nicht so gesprächig wie ich, was mir in der Gruppe den Ehrentitel „Unser Fremdenführer" eintrug.

Ein ambitionierter und strikter Tagesplan.
Am Vormittag vier Stunden und am Nachmittag noch einmal drei Stunden Arbeit, mittags von 14 bis 16 Uhr Siesta – Disziplin und Ausdauer sind wichtige „Werkzeuge" eines Steinbildhauers.

In den zwei Stunden Mittagspause konnten wir etwas Entspannendes unternehmen: einen Spaziergang zum Steinbruch machen, in die Olivengärten wandern oder eine einsame Bucht aufsuchen; oder an einem anderen Tag mit dem Auto ins Touristenzentrum der Insel – nach Bol – fahren und einem der schönsten Küstenabschnitte Kroatiens mit dem „Goldenen Horn" einen Besuch abstatten. Dann das Ganze mit einem Spaziergang und anschließender Rast auf der Promenade mit einem köstlichen Eisbecher krönen.

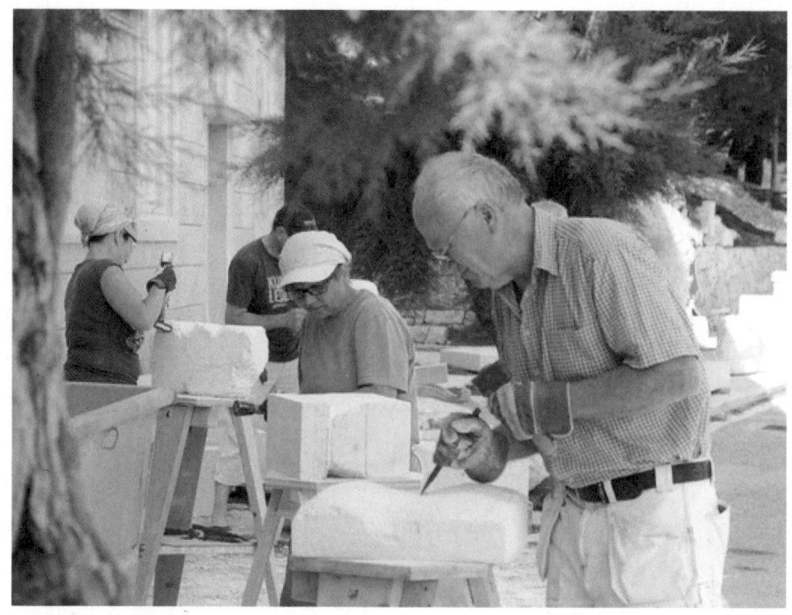

Den arbeitsfreien Mittwoch nutzten wir zu einem gemeinsamen Ausflug mit ausgiebiger Besichtigungstour einer Werkzeugschmiede, einer Olivenpresse und einer halbstündigen Wanderung zur Eremitage Blaca und ihrer ehemaligen Landwirtschaft und Sternwarte. Immer neue spannende Erfahrungen.

Es war herrlich zu erleben, wie entspannend es sich abseits der Bettenburgen in einem malerischen Dorf am Ende einer fjordähnlichen Bucht kreativ arbeiten und Urlaub machen lässt. Eine großartige Mischung ...

Aber trotz idealer Begleitumstände: Aller Anfang ist steinig.
Man darf nicht vergessen: Die klassische Ausbildung zum Steinmetz dauert drei Jahre, in denen der Lehrling anfangs vor allem genaues Beobachten lernt und eine handwerklich präzise Umsetzung. Deshalb arbeitet man in der Schule zuerst nur an der „Pflicht" mit ebenen Flächen, exakten Profilen, streng geometrisch und gerade und ohne Dellen, Hügel oder Löcher. Die „Kür" kommt später.

Die Steinbildhauerei ist deshalb so anspruchsvoll, weil die Arbeit am Stein einiges erfordert: Viel Übung (wir haben im Workshop jeden Tag hart an unseren Objekten gearbeitet und dabei Achtsamkeit und Geduld gelernt), technisches Können (man glaubt ja gar nicht, wie viele Möglichkeiten es gibt, einen Meißel zu halten), gute Materialkenntnisse (Stein ist keineswegs Stein) und Idee, Kreativität und künstlerisches Geschick (und die Methoden, all das zu wecken, wenn es gebraucht wird). Das ist nicht einfach. Aber wunderschön.

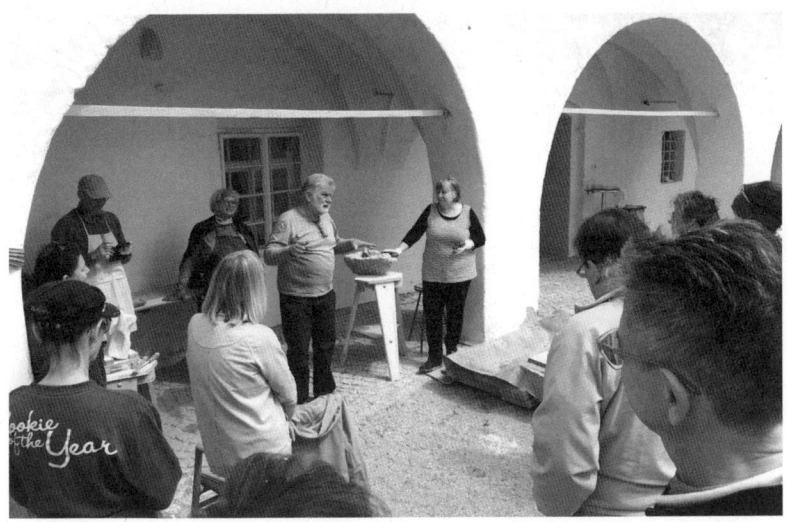

Schlag auf Schlag im Takt des Steines.
Christian Koller führt seine kommenden Steinbildhauer:innen (in meiner Gruppe waren erstaunlich viele Frauen aktiv!) viel weniger streng an die Materie heran, als es die Professoren auf Brač mit ihren Schülern tun. Für ihn ist das Bildhauern „ein Pilgerweg der Hände", ein behutsames Sich-Einlassen auf das Material und ein langsames Aufbrechen von Formen und Kern ohne besondere Vorkenntnisse.

Egal, ob der Lernende mit einem festen Gestaltungsvorsatz an seine Arbeit herangeht oder noch nicht: Christian gibt dir immer die Sicherheit, dass der eingeschlagene Weg der richtige ist.

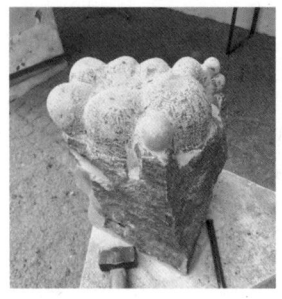
Wenn es dann aber zum alles entscheidenden Showdown mit dem Stein kommt, meinte er, müsse man innerlich dafür gewappnet sein, die eigenen Planungen zurücknehmen und mehr auf die Rückmeldung des Steines hören. Die Lösungen zeigten sich dann Schlag auf Schlag von selber. Ein spannender Ansatz.

TE DEUM LAUDAMUS*
Eine Stein gewordene Hommage an Anton Bruckner.
Abbildung der Steinarbeit mit Orgelpfeifen

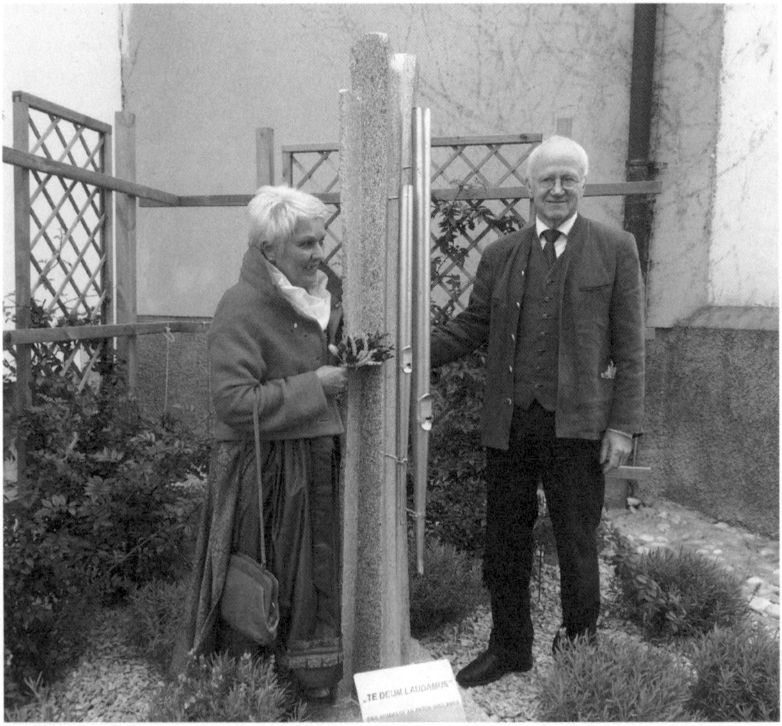

Konkrete Projekte sind die beste Schule.
Es gibt auch ein Beispiel dafür, dass ich ein Projekt, das in meinem Kopf entstanden war, erfolgreich umsetzen konnte:

Meine unmittelbare Nachbarin Anneliese Thalhammer kümmert sich liebevoll um den Blumenschmuck und die Gartengestaltung rund um Kirche und Pfarrhof. Im Zuge ihrer Arbeiten bat sie mich um Hilfe bei der Rodung von Baumstümpfen unmittelbar vor dem Kirchenturm, bei der ich ihr gerne half. Sie erwähnte, im Pfarrhof lägen noch Orgelpfeifen von der alten Orgel auf der noch Anton Bruckner gespielt hatte und dass sie diese in die Gestaltung einfließen lassen wolle.

Vielleicht könne man diese in Beton eingießen? Spontan sagte ich ihr zu, und ich sah innerhalb einiger Augenblicke das fertige Kunstwerk „Te Deum Laudamus" - eine Stein gewordene Hommage an Anton Bruckner vor meinen Augen. Ich brauchte es nur mehr umzusetzen. Prälat Wilhelm Neuwirth segnete es am Erntedankfest 2017 feierlich ein und empfahl mir, meine erste Ansfeldener Ausstellung im Barocksaal des Pfarrhofes abzuhalten. Er meinte zu mir, viele Ansfeldener wüssten von meinen Arbeiten, hätten aber noch nichts davon gesehen, auch er nicht. Der Weg der künstlerischen Tätigkeit ist seit meiner Pensionierung in den Vordergrund gerückt und ebnet mit den geänderten Sichtweisen auf das zukünftige kreative Leben einen neuen Weg. Der Faktor Zeit spielt plötzlich eine andere Bedeutung und gibt viel Raum frei für neue Kreativität. Mal sehen was da noch passiert.

> Engel für Bruckner: „Ich habe Orgelpfeifen, die Anton Bruckner noch selbt bespielt hat, mit Gewindestangen an meine Steinarbeit aus Granit geschraubt. So gehen Luftigkeit und Leichtigkeit der Töne mit dem Boden seiner Heimat eine Verbindung ein, die Spielraum lässt und für alle sichtbar zur Höhe strebt."
> Alois Rogl, Steinbildhauer

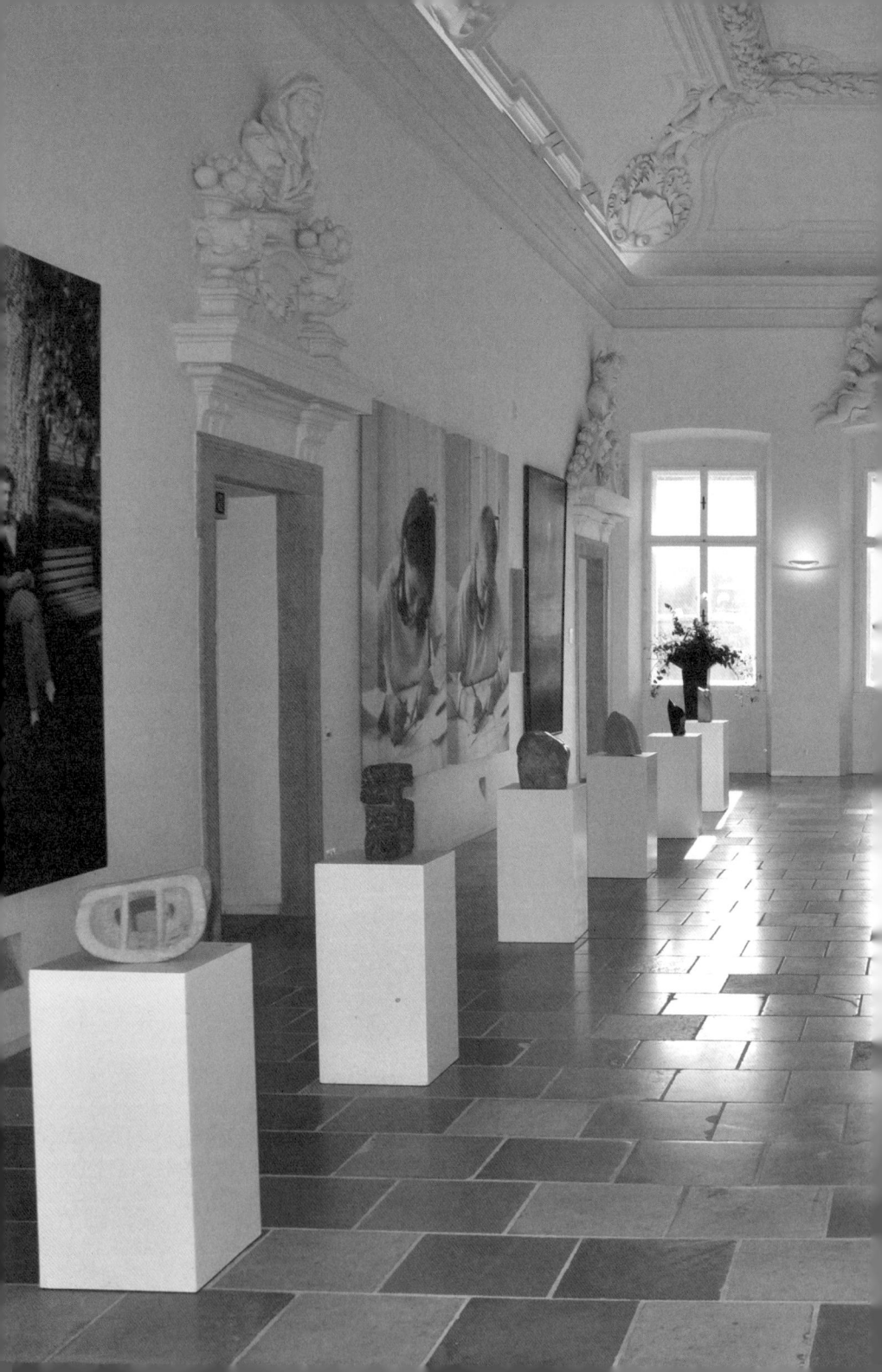

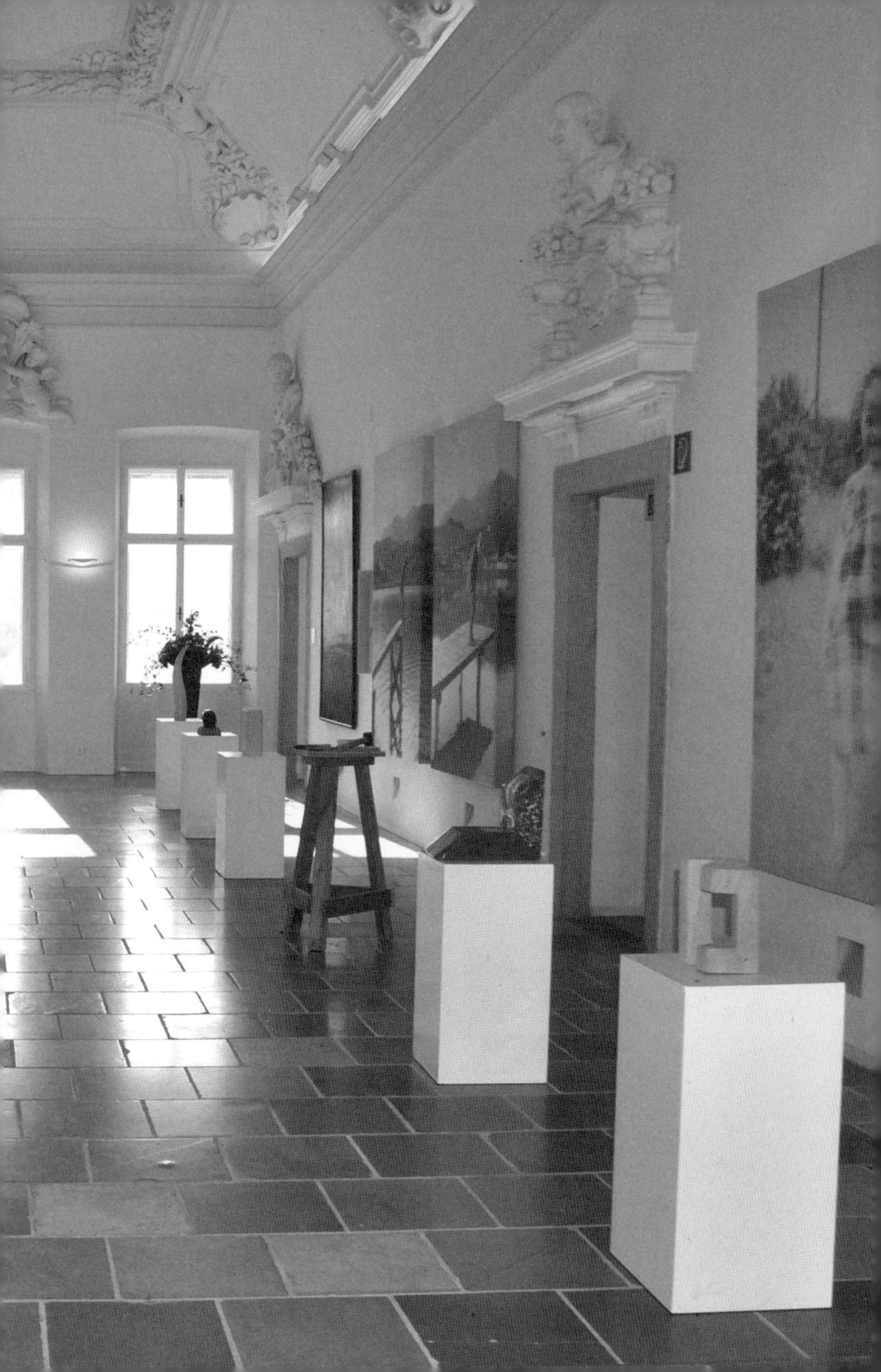

- 2005 Workshop im Steinbruch, St. Margarethen Burgenland.
- 2006 Bildhauern bei einem Künstler im Innviertel.
- 2012 Steinarbeiten bei „Odela" im Atelier Daniela Oberlehner.
- 2013 Bildungshaus Puchberg Wels, Steinseminar mit Christian Koller.
- 2014 Aktzeichnen bei Isa Stein im Museum Angerlehner, Thalheim bei Wels.
- 2014 Meditatives Steinhauen beim „Steineflüsterer Christian Koller" in Pöndorf.
- 2015 Bildhauerwoche in Brăc, in der der ehemaligen K.-u.-K.-Bildhauerschule Pucisca in Kroatien
- 2015 Gemeinschaftsausstellung im Schloss Traun Verein „Kunst ohne Grenzen"
- 2016 Workshop in Schrems - GEA Akademie mit Christian Koller
- 2016 Gemeinschaftsausstellung mit der Malerin Christine Breinesberger in Seitenstetten (NÖ).
- 2017 Ausstellung Barocksaal Pfarrhof Ansfelden
- 2020 Workshop Stift St. Georg am Längssee in Kärnten.

SIEBTES KAPITEL

REISEN MACHT SICHER.

Greti urlaubt, ich will entdecken. Strand gegen Besichtigung. Ich bin gern unterwegs, aber auch leidenschaftlich gern zu Hause. Greti liebt das Reisen. Mit der Familie Fenzl in Italien. Sri Lanka, Kuba, Karibik-Kreuzfahrt, Zypern, Dubai, China. Wo noch? Alexander von Humboldt weiß: „Gefährlich sind die Weltanschauungen jener Menschen, die sich die Welt nie angeschaut haben."

Ich habe schon sehr viel von der Welt gesehen, obwohl ich bis zum 20. Lebensjahr praktisch nur zu Hause war. Schule, Lernen, Arbeiten. Das Meer habe ich bis zu meinem 22. Lebensjahr nicht gesehen. Mit meinem Engagement bei Feuerwehr, in der Jungen ÖVP und anderen Ehrenämtern und den Verpflichtungen zu Hause stöhnte ich schon genug. So war ich über jeden freien Sonntag froh, an dem ich mich ausrasten und einmal so richtig faul sein konnte. Mit der Pension meines Vaters verließen die Kühe, Schweine und Hühner den Stall, und für mich begann eine schönere Zeit. Aber so richtig los mit den Flugreisen ging es erst, als die Kinder größer und selbständig wurden. Von unserer Heirat an bis jetzt (2020) gab es immer Steigerungen bei den Reisezielen. Nur im April 2020 kam die Corona Krise, wir saßen zu Hause fest, alle Reisen werden abgesagt! Das ist die erste Delle seit 1978.

Meine Margarethe liebt Reisen über alles.
So kann es mittlerweile vorkommen, dass es mir öfter einmal zu viel wird. Die übliche Aussage an einem Sonntag früh lautet: „Welches

Programm hast du heute für mich?"; so, als ob ich ein Bespaßungsinstitut wäre. Meine regelmäßige Antwort an sie: „Wenn du willst, dass ich mit dir wohin fahre, dann sage, was du willst." Ich kenne die Mechanismen der ehelichen Kommunikation schon bestens. Auf die Fragen meiner Frau darf ich auf keinen Fall mit fertigen Antwort kommen. Sie will ja keine Lösungen, sondern nur sagen, dass man sich um sie kümmern soll! Egal, welches Ziel ich nennen würde, es wäre nur eine Gelegenheit, daran herumzunörgeln und damit auszudrücken, wie wenig Gedanken ich mir mache. Deshalb: Gegenfragen stellen! In der Ehe ist es wie in einem Verkaufsgespräch, man muss immer aufpassen, die richtige Kommunikation zu finden. Wer fragt, der führt das Gespräch und bricht keinen Streit vom Zaun. Wer das nicht schafft, hat entweder einen toleranten Partner oder bleibt besser allein. Ich bin froh, dass ich nicht mehr überall mitmuss: Fastenwochen, Wallfahrten, Wellnesspakete ohne mich. Pilgerreisen verweigere ich sowieso, und sie freut es mittlerweile ebenso, mit ihren Freundinnen allein fahren zu können. Nicht, dass ich ungerne verreise. Im Gegenteil. Aber alles mit Maß und Ziel. Mir reicht auch mal ein einfaches Quartier ohne Vollpension. Ich liebe sowieso Erkundigungen und das einsame Land. Auf Badestränden tagelang herumliegen war nie mein Ding. Schon in Oberitalien an den Sandstränden nördlich von Venedig mit der ganzen Familie und jeder Menge Freunden bin ich – während alle am Strand lagen – mit dem Auto oder Fahrrad in der Gegend umhergefahren und habe das Land erkundet. Eine meiner Vorlieben ist der Besuch von Friedhöfen. In Treporti, am Rand der venezianischen Lagune, bestaunte ich damals etwas abseits der Zeremonie, die Gepflogenheiten bei einem italienischen Begräbnis. Abgesehen vom katholischen Ritus, der überall gleich ist, war zu sehen, dass die engste Familie das Grab erst dann verlassen hatte, als die Pompfüneberer das Grab zugeschaufelt und mit Kränzen geschmückt hatten. Das ließ sich dort durch den sandigen Untergrund auch leicht bewerkstelligen.

Wie lernten wir die Fenzls kennen?

Margarethe war im Frühjahr 1979 zu unserer Tochter Martina hochschwanger, der Geburtstermin von ihrem Frauenarzt auf Mitte März errechnet und nach 14 Tagen keine Geburt in Sicht. So vergingen die letzten Tage bis zum 28. März sehr langsam. Ich brachte sie am 28. März schließlich nach Steyr ins Spital, weil sie zu Hause nicht länger warten wollte. Dann plötzlich in der Nacht zum 29. März setzten im Spital die Wehen ein und sie konnte mich am Morgen, mit der freudigen Mitteilung, von einer gesunden Tochter entbunden zu sein, glücklich überraschen. Ich freute mich riesig, dass alles gut überstanden war und besuchte die junge Mutter mit unserer kleinen Tochter noch am selben Tag in der Klinik. Sie lag in einem Zweibettzimmer mit einer sympathischen Frau aus Steyr namens Angela (Geli) Fenzl.

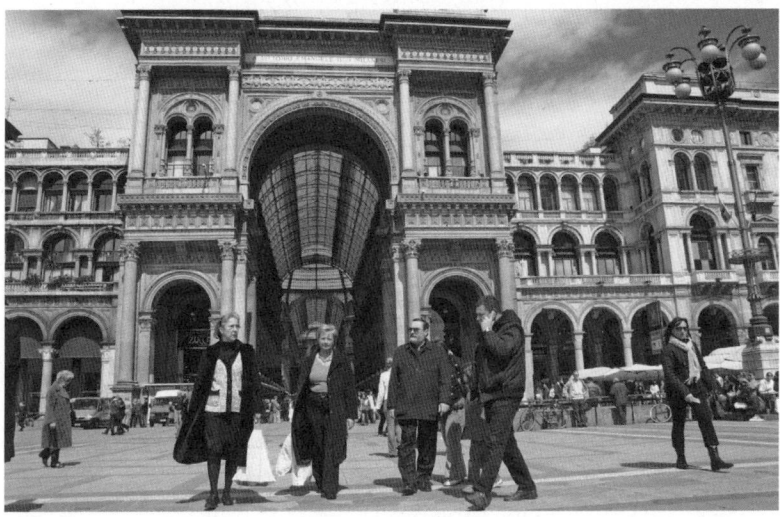

Greti meinte, sie verstünden sich sehr gut, und damit war der Beginn für eine bis heute andauernde gute Freundschaft gelegt. Gemeinsam verbrachten wir viele lustige Stunden, bei vielen Reisen oder Zusammenkünften mit oder ohne Anlass.

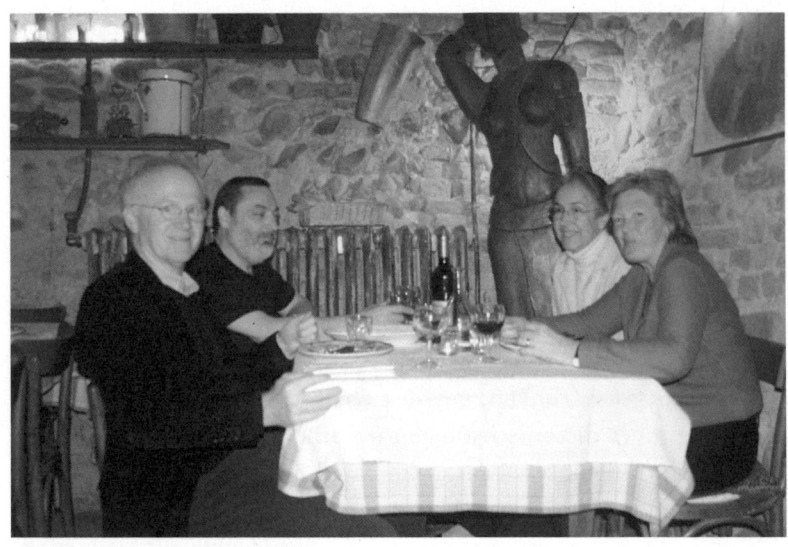

Mit den Fenzls in Italien.

Ich weiß nicht mehr, wer von uns auf die Idee gekommen war, eine Reise in die Lombardei und in den Piemont zu machen. Jedenfalls war es den Aufwand wert hinzufahren. Und jetzt lohnt es sich, davon zu erzählen. Weil wir nicht in einem „Rutsch" nach Asti durchfahren wollten, machten wir in Kaltern Station und nächtigten im Garnellenhof. Alexander von Egen, ein Südtiroler Adeliger, Jurist und Politiker mit einem Weingut in Kaltern, war in diesem von uns gewählten Garni ebenfalls zu Gast. Weil am Palmsonntag 2006 gerade Wahlen zu schlagen waren, kümmerte er sich besonders um seine Anhänger. Zu uns, die ein nettes Abendlokal suchten, meinte er: „Ihr könnt mit mir in meinem Jaguar zum Wirt gleich mitfahren, ich will selber dorthin." Schon auf der Fahrt zum Wirt winkte er den Fußgängern jovial zu, ganz im Stil der englischen Queen. „Ja das sind meine Untertanen", antwortet er auf unser Lachen.

Im Gasthaus angekommen, organisierte er für uns einen Tisch, empfahl uns eine Schinkenplatte und bestellte gleich diverse Weine und Schnäpse mit den Worten „Die müsst Ihr unbedingt kosten!".

Auch nett, dachten wir, von ihm eingeladen zu werden, zumal er ja auch selbst kräftig mittrank. Doch weit gefehlt: Die dicke Rechnung ging natürlich an uns. Auf alle Fälle war es mit dem Alexander eine unbeschreibliche Gaudi. Er fragte, woher wir kämen, und wartete gleich mit mehreren Personen auf, die er gut kannte.

„Mein Freund Wolfi Schüssel" (damals österreichischer Bundeskanzler) und so weiter. Er erzählte seine Geschichten sehr theatralisch und untermalte alles mit einer anschaulichen Gestik, als wolle er das Erzählte gleichsam aus einem Setzkasten nehmen oder wieder hineinstellen. Als wir ins Gästehaus zurückgingen, hatten wir ziemlich einen über den Durst getrunken, mussten aber den ganzen Nachhauseweg unentwegt über diesen schrulligen unverheirateten Landadeligen lachen. Weiter ging unsere Fahrt nach Barolo, in den Ort also, nach dem der renommierteste Rotwein Italiens benannt ist, dann nach Alba und schließlich in das Zentrum der lombardischen Hauptstadt Mailand. Es standen der imposante Dom, die historische Innenstadt, das Castello Sforzesco, die Mailänder Scala, die Einkaufsgalerie Vittorio Emanuele II. und das berühmte Abendmahl von Leonard da Vinci in der Kirche Santa Maria delle Grazie auf dem Besichtigungsprogramm.

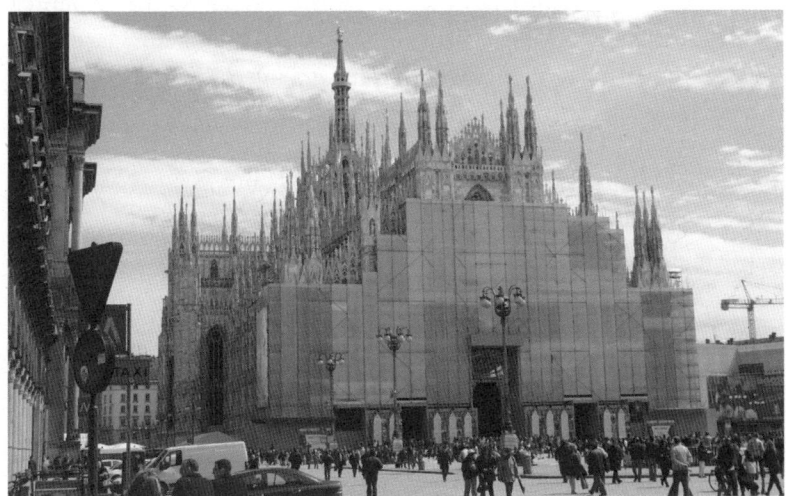

Auf der Fahrt nach Hause logierten wir auf halbem Weg in Kaltern wieder in besagter Pension. Greti meinte: „Gehen wir heute Abend doch wieder zu demselben Wirt, wir werden sicher Alexander von Egen dort treffen!" Und so war es denn auch: Er diskutierte am Nebentisch mit den Einheimischen über die geschlagenen Wahlen, die Berlusconi knapp verloren hatte. Wir brüllten uns fast zu Tode, als er uns bemerkte und sich wieder an unseren Tisch setzte. Es gab die bekannte Schinkenplatte und frischen Kalterer Wein und ein bisschen Kabarett.

In Linz hatte ich eine Villa versichert, die im Besitz einer Südtirolerin war. Ich erzählte ihr anlässlich eines Kundenbesuches von der amüsanten Begebenheit mit Alexander von Egen. „Ja, den kennt jeder", meinte sie, „ich war bei einem Volkstanzkurs in Bozen seine Tanzpartnerin!" Die Welt ist klein.

Gemeinsame Reisen sind die beste Gelegenheit, die unterschiedlichen Wünsche und Erwartungen an die Erlebnisgestaltung zu erkennen und auszutragen. Das würzt sie sehr und macht sie auch besonders spannend:

- Meine Frau Greti will im Urlaub faulenzen, herumliegen, bedient werden, es sich einfach gutgehen lassen und es genießen, einmal wirklich „nichts" zu tun.
- Ich wiederum bin ganz wild darauf, Land und Leute persönlich und „live" kennen zu lernen.

Sie ist die Urlauberin. Ich bin der Erkundertyp.
Ich habe schon verstanden, dass sie als perfekte Hausfrau mit großem Haushalt und zwei Kindern ihre Auszeit genießen will und das auch braucht. Doch auch ich möchte meine Wünsche befriedigen. Außerdem lässt es meine empfindliche Haut nicht zu, stundenlang in der Sonne zu braten, ich muss unter einen Schirm, kann nur kurz im Wasser bleiben und muss mich mit Kleidung und Sonnenblocker entsprechend schützen. So suchten wir nach einem Ausweg, wie wir beide zu unserer Urlaubsfreude kommen konnten. Wir machten also

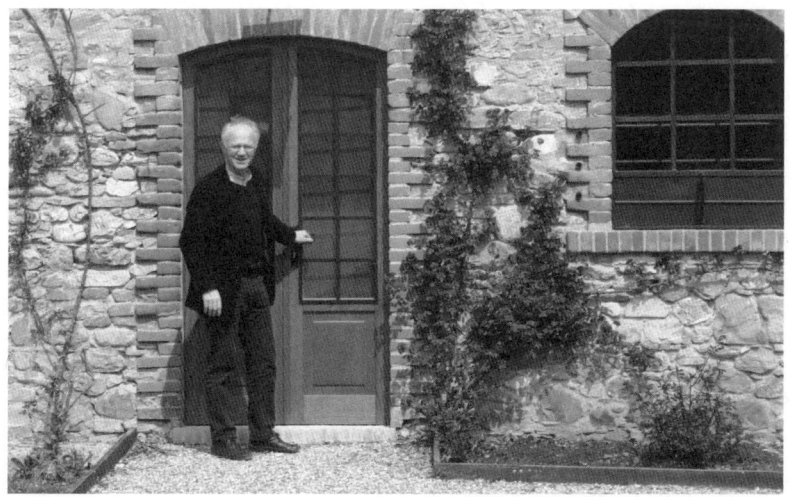

beides: faulenzen, aber auch neugierig das Land erkunden. Bei jeder Urlaubsreise nütze ich die Gelegenheit, kurz einmal auf eigene Faust auszuschwirren.

Kulturreisen.
Greti hat von Anbeginn unserer Zweisamkeit im Chor gesungen und Kulturveranstaltungen besucht. Ich habe mich diesen Vorlieben als Begleiter gerne angepasst und Dinge kennengelernt, die ich ohne sie nicht gefunden hätte. Dazu gehören unsere jährlichen Besuche der Operetten- und Opernfestspiele in Mörbisch und St. Margarethen gemeinsam mit Hans und Uschi Haberl. So wie wir, sind auch sie an dem sonstigen burgenländischen Drumherum interessiert und haben mit uns viel von der Gegend, aber auch gute Gasthäuser und nette Leute kennengelernt.

An einem Abend hatten wir beschlossen, zum Besuch der Vorstellung im Steinbruch Margarethen, den roten Doppeldeckerbus als Shuttle zu nehmen. Wir lernten dabei den pensionierten Weinbauern und ortskundigen früheren Lokalpolitiker (er war 15 Jahre Vizebürgermeister) Franz Schindler aus Mörbisch persönlich kennen. Er lud uns zu sich auf eine persönliche Weinkost ein und zeigte uns bei einem Rundgang durch den Weinberg die Stelle, an der die Kommission 1921 die Grenze zwischen Österreich und Ungarn neu gezogen hatte. Mörbisch hätte geteilt werden sollen. Doch man einigte sich, dass der Ort dann doch zur Gänze dem Burgenland zugesprochen wurde.

Auch erfuhren wir vom Paneuropapicknick am 19. August 1989, bei dem ostdeutsche Urlauber das Grenztor gestürmt, es dann aufgerissen hatten und schließlich nach Österreich geflüchtet waren. Sie erhielten die Information aus Flugblättern, dass anlässlich dieser Veranstaltung das Tor des aufgelassenen Grenzübergangs für drei Stunden geöffnet werden sollte. Der Vorgang dauerte den DDR- Bürgern zu lange, sie verloren die Nerven und rannten einfach los. Der leitende Grenzoffizier und seine Zollbeamten hatte zwar geladene Pistolen bei sich, er entschied aber, nichts zu tun. 600 Menschen wurden dadurch ermutigt, das Tor zu durchlaufen. Dieses Ereignis wurde nachträglich zum Meilenstein jener Vorgänge stilisiert, die zum Zerbrechen des Ostblocks führten.

Natürlich mussten wir diesen Grenzübergang mit der Gedenkstätte namens „Umbruch" besuchen und uns der wahrhaft historisch zu nennenden Ereignisse erinnern.

Moskau.
Generaldirektor Josef Hackl hatten wir es zu verdanken, dass der Außendienst gemeinsame Flugreisen machte. Das war nicht so selbstverständlich, denn viele Entscheidungsträger waren der Ansicht, dass mit einer Flugreise die Firma in große Gefahr kommen konnte, aber für uns Teilnehmer war es eine große Errungenschaft. Ich erinnere mich noch gern daran.

Im Jahr 1985, noch zu kommunistischen Zeiten, stand eine Fahrt nach Moskau auf dem Programm. Schon die Grenzkontrolle mit den Fragen nach illegalen Rubeln war so eine eigene Sache. Als Beschwerden über das Hotel auftauchten - man hatte ohnehin das beste ausgesucht - antworteten die Kellner in ihren verschmierten Anzügen, es sei wirklich alles in bester Ordnung, kein Grund zur Klage, ändern konnten sie ohnehin nichts. Die Verhältnisse waren damals einfach noch nicht besser. Der Sekt wärmer war als das Essen und die Zimmer, na ja. Ich habe Moskau ziemlich ausgestorben in Erinnerung, 12-spurige Straßen und fast keine Autos. Dafür eine toll ausgebaute Metro mit ihren kunstvollen Stationen. Die Milliarden jährlicher beförderter Fahrgäste wollen schon bewältigt sein. Aber das war so ziemlich das Einzige, das besser war als bei uns: Mit vollen 60 km/h fuhr der Zug in die Station ein, die Wagen hielten wie bei einer Notbremsung. Mit dem Halt sprangen die Türen unverzüglich auf und nach 20 Sekunden ebenso wieder zu. Genauso wie die Bremsung erfolgt die Anfahrt. Wer sich nach dem Einsteigen (-springen) nicht sofort festhielt, lag am Boden. Keine Übertreibung, das ist bei uns passiert.

Am Roten Platz wurden unsere Kollegen von Exekutivbeamten abgemahnt, weil sie neben dem Lenin Mausoleum gelacht hatten. Die Wachablöse war mit ihrer Zeremonie „Kalter Krieg", für uns Westmenschen ziemlich ungewöhnlich, eher belustigend. „Auf einem Friedhof lacht man auch im Westen nicht", so ihre Ansage.

Der 9.Mai, der „Tag des Sieges", ist in Russland ein gesetzlicher Feiertag und soll an den „Sieg über das Deutsche Reich im Zweiten Weltkrieg" erinnern. Aus diesem Anlass wurden in ganz Moskau eindrucksvolle Feuerwerke abgebrannt, die wir vom Hotelfenster aus beobachten konnten. Weniger eindrucksvoll waren die schäbigen Möbel, die defekten Lampen und lockeren Schrauben, die aus ihren Gewinden zu fallen drohten.

Ein Kollege hatte tatsächlich illegale Rubel geschmuggelt, nur leider fand er keine Gelegenheit sie auszugeben, gegen Westgeld konnte man einkaufen, mit Rubel war nichts zu kriegen! Nur wollte er die Banknoten nicht wieder zurück in den Westen bringen, so nutzte er die Gelegenheit, das Bündel Geldscheine bei der Fahrt auf den Flughafen beim Ausstellfenster des Reisebusses hinaus auf die Straße zu werfen. Das Gelächter war groß, ebenso der Jubel und die Erleichterung, als die Maschine vom Rollfeld in die Luft abhob. So interessant die Reise war, so bedrückend waren die Bedingungen, unter denen die Leute in der damaligen Systemzeit leben mussten.

Sri Lanka.
Nach unserer pauschal gebuchten Rundreise durch die ganze Insel, rastete unsere Gruppe drei Tage lang im feinen Strandhotel an der Westküste, um den Urlaub relaxed zu beenden. Ich nützte einen freien Nachmittag, um mich in der Gegend rund um das Hotel umzuschauen. Bereits 100 Meter außerhalb des Hotels sprach mich ein Mitarbeiter der Hotelküche auf seinem Nachhauseweg an und fragte mich nach meinen Plänen. Ich erzählte ihm von meiner „Neugier-Tour" durch dieses Dorf, und schon mutierte der Küchenboy zu einem kompetenten Reiseführer. Ziemlich geschäftstüchtig, dachte ich. Er machte auf eine alte Frau aufmerksam, die aus Palmenblättern Dachplatten flocht, wies mich auf besondere Waren hin, die man auf einem Standl kaufen konnte, zeigte mir auch den Tempel im Ort, einen Bootssteg, auf dem eine Mangrovenfahrt gebucht werden konnte, und lenkte in diesem Dschungel mein Interesse auf allerhand Plätze des Alltags. Wenn nicht auf der Karte ein Dorf eingezeichnet gewesen wäre, hätte man es beinahe nicht gemerkt: Bananenstauden, Kokospalmen, Gemüse und sonstiges Obst, alles wuchs in den Vorgärten und über die Dächer hinaus bis zur Straße. Plötzlich meinte der Führer, er wäre bei seinem Haus angekommen und verabschiedete sich von mir mit einem Hello und aufgehaltener Hand. Naja, er musste für seine große Familie sorgen, und so gab ich ihm ein anständiges „Honorar" für seine Arbeit als Guide. Der Priester beim Buddha-Tempel freute sich ebenfalls über eine Spende zur Erhaltung des Bauwerkes. Nun zog ich weiter und buchte die Bootsfahrt auf der selbstgezimmerten Nussschale. Die Veranstalter verlangten keinen bestimmten Preis für die Rundfahrt; es koste nur, was ich freiwillig geben wolle, meinten sie in gebrochenem Englisch.

Interessant war zu sehen und zu riechen, wie verschmutzt der Fluss war, und dass die stinkenden Plastikhaufen am Ufer bis ins Wasser

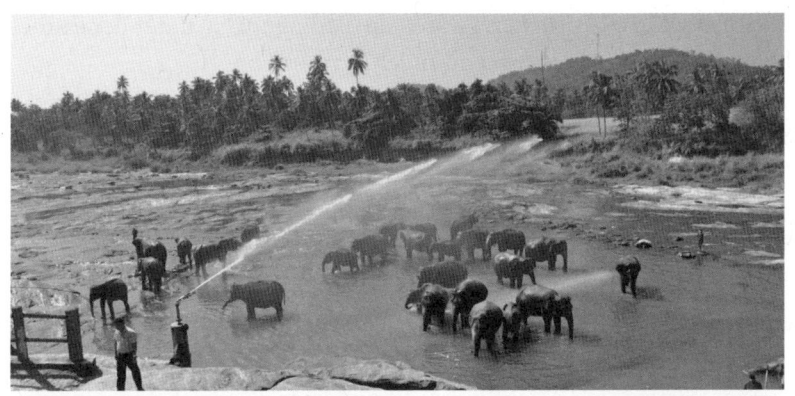
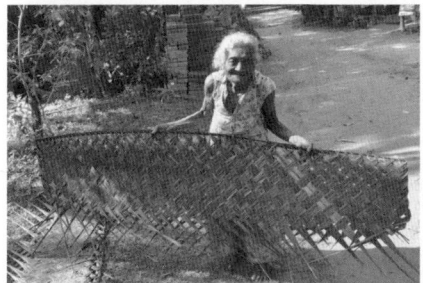
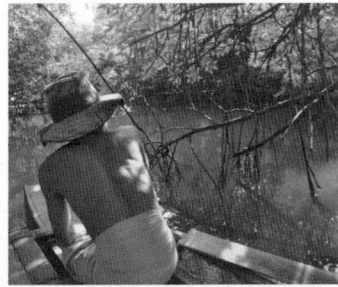
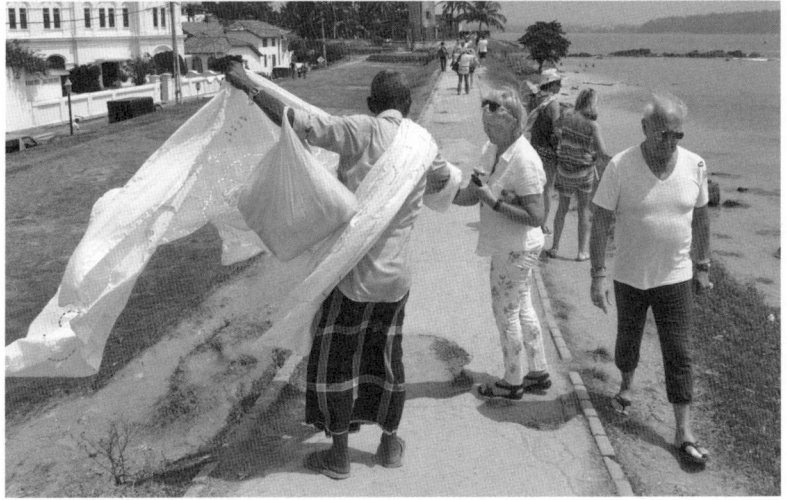

reichten. Der aufsteigende Brandrauch von der privaten Müllentsorgung kratzte ziemlich im Hals und trübte die Luft. Auch die Mangrovenwälder beeindruckten mich, doch die Fahrt zog sich unendlich in die Länge, und so mahnten die Kapitäne am Ende zu meinem ohnehin nicht kleinlichen Eintrittsgeld noch eine saftige Zugabe ein. Ich habe wirklich einen außergewöhnlichen Eindruck vom Dorfleben und von der Baukunst in diesem Urwald erhalten, und das war mir schon etwas wert. Aber ich wäre mit dem veranschlagten Budget für die 14-tägige Inselrundfahrt nicht ausgekommen, wenn wir anstelle der gebuchten Pauschalreise auf eigene Faust gereist wären; so freundlich zogen mir die Insulaner das Geld aus der Tasche.

Kuba.

„Man muss Kuba gesehen haben, solange die Kommunisten noch am Ruder sind", so die allgemeine Meinung der Reiselustigen, „später verliert die Insel sicher ihren morbiden Charme." Das war mit ein Grund für uns, diese Karibikinsel zu buchen, wieder mit Moser Reisen. Wahrscheinlich werden die Kubaner nach einer irgendwann stattfindenden Öffnung zwar ihre amerikanischen Schlitten aus den 50er Jahren behalten, aber sie würden das Land sicher auch modernisieren können. Alles haben wir abgehakt, was sehenswert war: Havanna, Zigarrenfabrik, Rumverkostung, Oldtimerfahrt, Vinales Tal (Tabakanbau), Che Denkmal, Schweinebucht, Cienfuego, Trinidad, Santa Clara (Denkmal des gepanzerten Zuges), Sancti Spiritus, den Sandstrand von Varadero usw. In Erinnerung geblieben sind besonders die leeren Autobahnen, auf denen alle Transportmittel bis zum Pferdefuhrwerk unterwegs waren und LKWs, die als Autobusse dienten, weil dieses Geschäft aus der Not heraus entstanden war. Auch die Tatsache war interessant, dass auf Kuba zwei Währungen existieren: eine

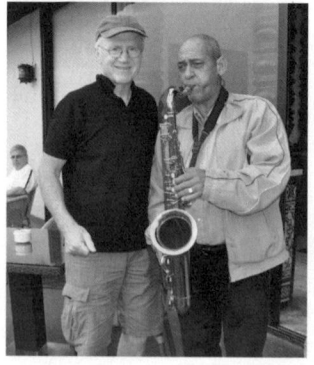

für die Touristen, eine zweite für die Bevölkerung. Das Sichern der Ernährung ist eine Gemeinschaftspflicht, weil sich das kommunistische System als ein wirtschaftlicher Totalversager herausgestellt hat. Der Reis wird auf Asphaltstraßen kilometerweit zum Trocknen aufgestreut und dann wieder händisch in Säcke gefüllt und auf Anhänger verladen. Eigentlich verwunderlich, dass die Bevölkerung ihre Situation so hinnimmt, wie sie ist. Man hat Wege gefunden, dass die Einheimischen irgendwie zum Geld für Ausländer, dem CUC – cubano Peso convertible, kommen; manche betrügen den Staat, wo es nur geht, andere suchen nach alternativen Geschäftsmöglichkeiten. So Damen mit folkloristischen Kleidern und Zierrat oder farbige Herren mit dicken Zigarren, die für ein Foto einen CUC wollen. Das kann ganz schön teuer werden bei der Vielzahl meiner Bilder. So manche Schönheit hatte sich beschwert, als sie nach einem Schnappschuss leer ausging.

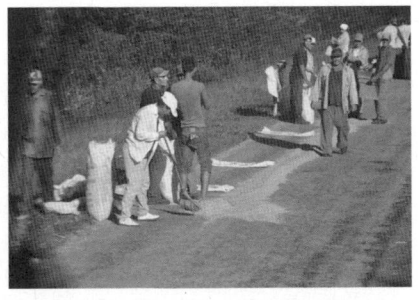

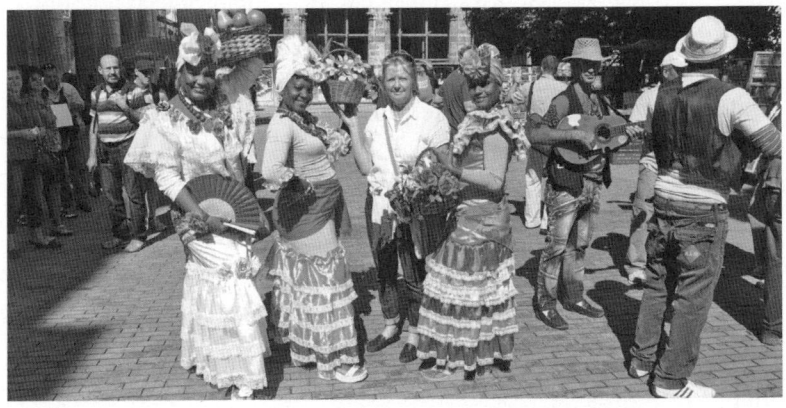

Sehr beliebt sind beim Hotelpersonal Duschgels oder Bodylotions aus den Zimmern, die sie sich von den Hotelgästen schenken

lassen. Sie stehlen sie nicht direkt, umgehen auf diese Art und Weise ein Delikt und füllen die Sanitärzellen am nächsten Tag aus ihrem Depot wieder auf. Nicht ganz astrein trieben es die Zigarrendealer in
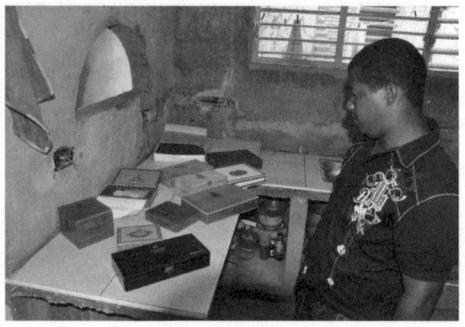
Trinidad. Sie boten „organisierte" Zigarren in Hinterzimmern an. Ich war neugierig, wie das funktioniert, und verzog mich mit ihnen in ihr verwinkeltes Haus und in eine sehr spartanisch eingerichtete Küche. Obwohl Kuba als sicher angepriesen wird, bat ich meinen Nachbarn Hans mitzukommen. Alles war perfekt organisiert, die Zigarren wurden vor dir in die Originalschachtel verpackt und mit einer Zollbanderole versehen. Die auf Kuba hergestellten Zigarren der Marke Cohiba sind das Spitzenprodukt der staatlichen Zigarrenmanufaktur Habanos SA. Da ich kein Raucher bin, kaufte ich bloß eine Cohiba, um nicht mit leeren Händen zu gehen, und trat den Rückzug an. Trotz allem war ich froh, wieder sicher zurück auf der Straße bei der Gruppe angekommen zu sein. Die Zigarre probierte ich gleich aus. Aficionados hätten sich wahrscheinlich eingekrampft, wenn sie gesehen hätten, wie ich dieses Original der kubanischen Zigarrendreherkunst lieblos weggepafft habe.

Kreuzfahrt in die Karibik.
„Die Amerikaner sehen mich nie mehr wieder … und schon gar nicht auf einem Kreuzfahrtschiff", schimpfe ich des Öfteren. Zugegeben: Wir hatten Pech, weil die Amerikaner seit den Anschlägen auf das WTC am 11.09.2001 gemerkt haben, dass der Terror auch bei ihnen angekommen war, und sie daraufhin in panischer Weise Grenzkontrollen mit Gesichtserkennung eingeführt haben. Wir sollten in einer Stunde vom Schiff sein, so die Ansage, brauchten aber tatsächlich mehr als sechs Stunden beim Ausschiffen in Miami. Der Tag war vergeudet und

vorüber. Dabei war die Reise an sich wunderbar. Wir sahen die Everglades, hatten in Jamaika einen lustigen selbstgestrickten Landausflug, besuchten die Hafenstadt Cartagena in Kolumbien, fuhren in das Steuerparadies nach Panama City und zum Panamakanal, entdeckten den Dschungel in Costa Rica und erfreuten uns an den Ausgrabungen in Mexico. Objektiv gesehen war das Kreuzfahrtschiff ebenfalls ein Traum, bestes Essen, 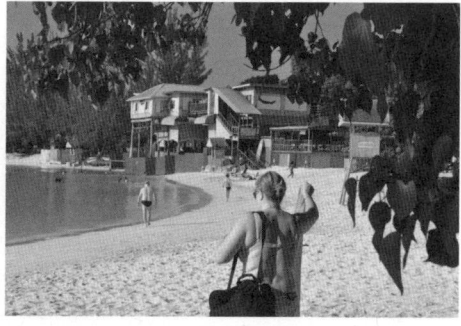 Luxus überall. Jeden Abend Unterhaltungsshows im Bordtheater, Einkaufmöglichkeiten, jede Menge Bars und Spielautomaten. Aber ich hasse Klimaanlagen. An Bord waren – wie in den USA überall üblich – natürlich Klimaanlagen installiert. Und offensichtlich wollte sie uns die Reederei auch spüren lassen: zu meinem Leidwesen und auch zum Ärger der übrigen temperaturempfindlichen Passagiere. Es war unmöglich, das Zimmerklima selbst zu regulieren! Unglaublich. Obwohl es im November in der Karibik nicht heiß war, kühlten sie den Dampfer ab, was die Klimaaggregate hergaben. Am besten hatten es noch die Gäste, die ihre Kabinen auf der Windseite hatten, denn die konnten ihre 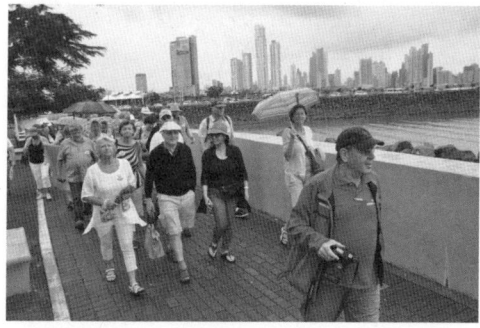 Balkontüren öffnen und die Luft in ihre Zimmer blasen lassen. Unsere Kajüte lag aber auf der abgekehrten Seite, und somit drang die vorher massiv abgekühlte Luft durch die undichte Türe von den frostigen Gängen in die Kabine herein. Gott sei Dank hatte ich mit warmer Kleidung vorgesorgt.

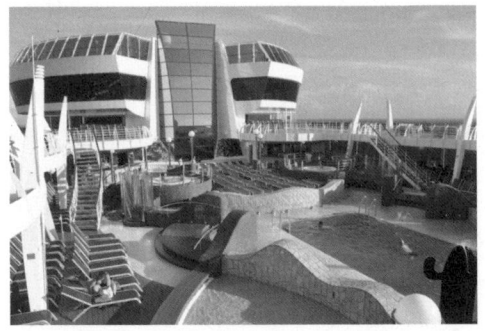
Meiner Greti machte das weniger aus, aber ich bin nun einmal wärmebedürftig. Da fliegt man in die „heiße Karibik" und dann so etwas! Kreuzfahrtschiffe haben auch wunderbare Pools, Liegeplätze und Terrassen, aber alle in der Sonne. Mit Ach und Krach konnte ich einen versteckten Schattenplatz finden, an den ich den Tag verdösen konnte. Leider kann man auf so einem Schiff keine heimlichen „Abstecher" machen, die ich so sehr liebe. Denn das System auf einem Luxusdampfer ist zweigeteilt: in eines für die Passagiere und in ein anders für die Crew. Die spannendsten Abteilungen des Schiffes – die der Versorgung – blieben mir somit leider unzugänglich und verschlossen!

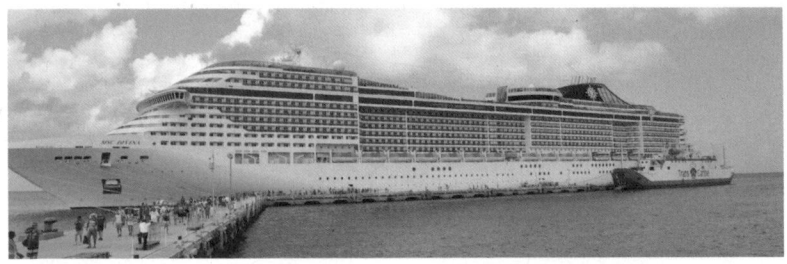

Von Zypern mit dem Fährschiff nach Port Said.

Diese Reise liegt schon eine Zeit lang zurück, ich habe sie aber noch in bester Erinnerung, weil es eine Jubiläumsfahrt mit Moser Reisen war: Eine wunderschöne Rundreise auf Zypern, und dann eine Nachtfahrt mit dem Fährschiff nach Ägypten. Von dort mit dem Bus nach Kairo, Besichtigung der Pyramiden und der Schätze des Pharaos Tutenchamun im Ägyptischen Museum. Schließlich mit dem Bus wieder zurück zum Hafen Port Said und mit dem Fährschiff Überfahrt nach Zypern.

Die Busfahrt dauerte drei Stunden hin und drei zurück, mitten durch Kairo, vorbei an den koptischen Christensiedlungen mit ihren unfassbaren „Müllbehandlungsfirmen", alles unter Polizeibegleitung. Auf der Rückfahrt mit dem Fährschiff nach Zypern hatte mich der Lärm der Maschinen neugierig gemacht, und so machte ich mich auf den Weg, das Schiff zu erforschen. Irgendwie schaffte ich es, an den Absperrungen vorbei in den Maschinenraum zu gelangen. Ich staunte nicht schlecht, was ich da sah: Das Fährschiff wurde von zwei Zwölfzylinder-Schiffdieselmotoren angetrieben, von denen einer so groß war wie zwei Autobusse übereinander. Ich schätzte einen Zylinder auf zwei Meter Durchmesser, die Kipphebel drei Meter lang und die Ventilstößel massige Eisenstangen, die in regelmäßigen Abständen gemächlich auf und ab fuhren. Mehr als 400 Umdrehungen/Minute machte der Motor nicht. Der Schwerölschlucker hinterließ einen gewaltigen Eindruck auf mich. Nicht aus ökologischer Sicht, wohlgemerkt. Mit dem Abschlussmenü waren die Strapazen der Transfers wieder vergessen.

Was dem Spanier seine Tapas, sind dem Zyprioten seine Meze.
Der Ursprung des Wortes soll im Persischen mazze bzw. mazīdan für „Geschmack" bzw. „Imbiss" liegen. Eine ähnliche Bedeutung hat es im Türkischen. In vielen Nachfolgestaaten des Osmanischen Reichs und seiner Nachbarstaaten im Kaukasus ist dieses Speiseangebot bzw. der Begriff, und die damit verbundene Tradition, verbreitet. Bis absolut kein Platz mehr auf dem Tisch war, wurden immer wieder kleine Teller mit den unterschiedlichsten Leckereien gereicht. Ich denke, dass es 20 oder mehr verschiedene Gerichte waren. Auch zypriotischer Wein von der besten Sorte wurde ausreichend serviert, und dazu flott Sirtaki getanzt. Fritz Moser hatte einen der besten Bouzouki Spieler Zyperns engagiert und somit die Stimmung schnell auf den Höhepunkt gebracht. Einige lustige Reiseteilnehmer waren derart in Übermut, dass sie Moser Fritz mitsamt seiner Galakleidung und dem kurz zuvor angeschafften Handy aus den Tanzreihen heraus in den Hotelpool warfen. Das Handy war hinüber, Fritz dutschnass, der Hallo groß! In der

Folge landeten schließlich alle Tänzer im Schwimmbad. Manchmal ist es eine glückliche Vorsehung, ein „fader" Nichttänzer zu sein, da bleibt man in solchen Fällen (im wahrsten Sinn des Wortes) trocken.

Dubai, im November 2004.
Ein Besuch von Dubai war 2004 gerade sehr „in", weil das Wüstenemirat mit seinen protzigen Prunkbauten besonders viel Aufmerksamkeit erregte. Das Emirat pushte als Ersatz für den kommenden Einnahmenausfall (Ende der Ölförderung) die Tourismuswirtschaft enorm auf. Wir sprangen auf diesen Zug auf und buchten eine 5-Tages-Tour in das Wüstenemirat. Auf unserer Besichtigungsfahrt lagen das 7-Stern-Hotel Burj Al Arab, Moscheen, Museum, eine Daufahrt im Creek, der Souk, ein Kamelmarkt, ein Kurzausflug in den Oman, Jeepfahrt in die Dünen, Fisch-, Fleisch- und Gemüsemarkt, Abu Dhabi, eine Dauwerft und alles, was in diesen arabischen Ländern so dazugehört. Auch statteten wir der Verkaufsausstellung des Immobilienprojektes „The Palm" einen Besuch ab, obwohl wir keine Kaufabsichten hatten. Wir erfuhren aufgrund der guten Verkäufe auch von der Planung der „Palm 2" und des Inselprojektes „The World", die vor dem Jumeira Beach künstlich entstehen sollte. Vom Strand aus konnten wir bereits die Schiffe beim Aufschütten der Inseln beobachten. Am Abend vor dem Nachhause-Flug nutzten wir noch die letzte Gelegenheit, der Bar Alta Baida in 300 Metern Höhe einen Besuch abzustatten. Als wir dort einen freien Tisch für unsere Gruppe suchten, wurden wir auf Deutsch angesprochen: Wir könnten uns gerne zu ihnen gesellen, sie seien auch Österreicher und sie hätten uns an unserem Dia-

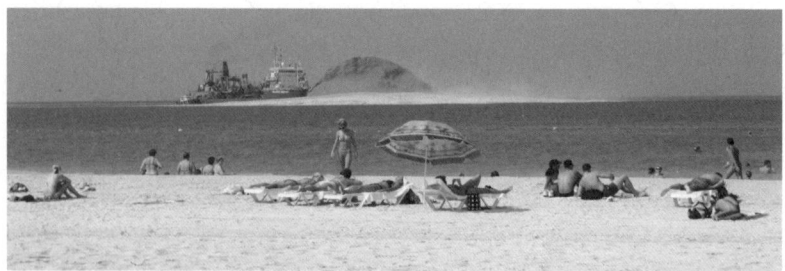

lekt erkannt, meinten die beiden Herren freundlich. Im Gespräch stellte sich heraus, dass einer der beiden Josef Kleindienst, war. Er war also „Der Kleindienst", der ehemalige Polizist, der das Buch

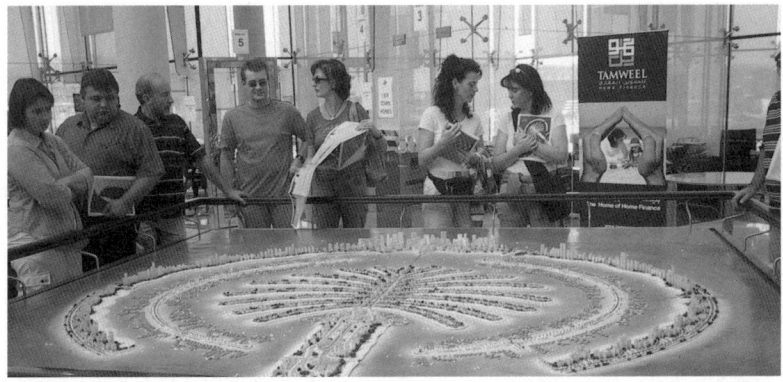

„Der Polizist als Millionär" herausgebracht hatte und in einer Selbstanzeige die Spitzelaffäre aufdeckte, in der er Daten aus Polizeicomputern abfragte und an FPÖ Politiker weitergab. Es wurde gegen ihn Anzeige erstattet, und er wurde im September 2002 zu sechs Monaten bedingt verurteilt. Das Urteil wurde aufgehoben, und er beim Prozess – im zweiten Verfahren im Februar 2002 – freigesprochen.

Nach seinem Ausscheiden aus der Polizei verdingte sich Kleindienst als Zocker. An der Börse machte er aus einer halben Million binnen kurzer Zeit 27 Millionen. Mit diesem Geld ging er 2003 nach Dubai und stieg dort groß ins Immobiliengeschäft ein. Er erzählte, dass er das Vertrauen des Scheichs gewonnen hatte und nun für den deutschen Luxusmakler Engel & Völkers Immobilien vermittle. Kurz nach unserer Reise machte er sich mit einer eigenen Immobilienfirma selbständig und zog im großen Stil Projekte erfolgreich auf. Kleindienst erwarb in Folge sechs Inseln der

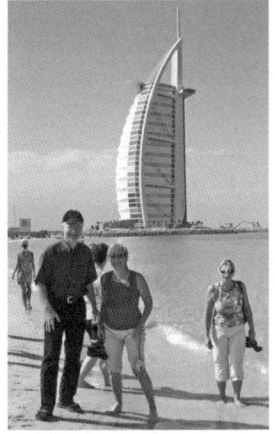

künstlichen Inselgruppe The World nämlich „Deutschland", „Österreich", „Schweiz", „Holland", „Schweden" und „Sankt Petersburg" und entwickelte mit seiner Kleindienst Group „Das Herz Europas" in Form von 6 Themeninseln mit einem Wert von 5 Mrd. US-Dollar. Die Finanzkrise 2009 brachte das Projekt zum Stillstand, doch 2021 sollte die erste Phase in Betrieb gehen. Es war spannend, den „Polizisten als Millionär" persönlich kennengelernt zu haben. Wir ließen uns trotzdem nicht zu einer Investition in Dubai verleiten, obwohl uns das der Nobelmakler besonders schmackhaft gemacht hatte.

Die Chinarundreise im Jahr 2011.
Wir Europäer machen uns häufig über die Chinesen lustig, weil sie über Hallstatt wie die Ameisen herfallen, ruckzuck einen Fotostopp einlegen und genauso schnell wieder verschwinden, wie sie gekommen waren. Oder sie „machen" innerhalb einer einwöchigen Europatour Krumau, Hallstatt, Salzburg, Venedig und Paris auf einmal und nehmen neben Kitsch dann noch ganz bestimmte Markenartikel der Luxuskategorie mit. Wir brauchen uns über dieses Reiseverhalten aber gar nicht spöttisch äußern, denn bei unserer Rundreise verhielten wir uns in China genauso wie die Chinesen in Europa. Wir waren auch hellauf begeistert von ihrem Land. Der Gepäcktransfer lief im Hintergrund wie am Schnürchen ab, das Einchecken am Flughafen ging reibungslos vor sich und das feinste Essen wurde pünktlich um 17 Uhr serviert. Auch waren alle „Hotspots" im Programm dabei: Peking - Verbotene Stadt, Chinesische Mauer, Flussfahrt, Xi`an - Terracotta Arme, Land und Leute, Shanghai, Einkauf. Drei Inlandsflüge von Peking nach Xi`an, weiter nach Guilin und schließlich nach Shanghai, die Distanzen gleich wie in Europa.

Im Unterschied zum Verhalten der Chinesen bei uns zeigt sich das Kaufverhalten der Europäer in China aber ganz anders. Wir nehmen von ihnen nur den äußerst billigen, gefakten Ramsch mit. Zu diesem Zweck gibt es in Shanghai sogar einen riesigen Laden, in den wir unbedingt gehen mussten.

Ich kaufte eine CD mit einem Sprachkurs, der gleich beim Start abstürzte, andere Mitreisende erstanden Uhrenimitate oder sonstigen Plunder. Ein Teilnehmer unserer Gruppe kaufte wirklich äußerst günstig gleich einen ganzen Koffer voll gefälschter Markenuhren wie Rolex und Co. Er wollte daheim mit seinem Bauchladen auf einen Maskenball gehen, das war ihm die Sache wert. So sehr wir über seinen Einkauf gelacht haben, so wenig Freude zeigten die Zöllner. Obwohl von Moser Fritz gewarnt, er dürfe auf keinen Fall alle Uhren auf einmal am Flughafen einchecken, sondern solle sie auf alle Freunde aufteilen, schlug er den Rat in den Wind.

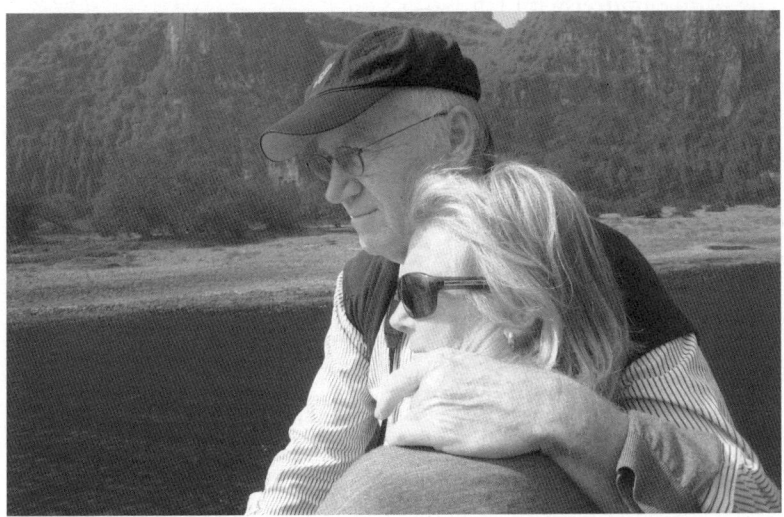

„Wenn es nicht sein will, dann ist es halt so", seine Antwort. Und so war es dann auch. Irgendwo in China oder bei der Zwischenlandung in Dubai entdeckten die Kofferschnüffler die Uhrensammlung, und noch bevor wir in München landeten, wussten die deutschen Zöllner Bescheid. Denn schon bei der Kofferausgabe wurde unser Freund aufgerufen und gebeten, sich bei der Zollbehörde zu melden. Leider hat ihm sein Scherz eine gehörige Strafe beschert: Bei gefakten Produkten versteht das Patentamt keinen Spaß.

ACHTES KAPITEL

FREIRAUM PENSION.

*B**alance als Königsweg zum Glücklichsein. Gesunder Realismus hat sich bewährt. Gute Lebensbedingungen sind das wertvollste Erbe, das man seinen Lieben hinterlassen kann. Die Kinder ihren Persönlichkeiten entsprechend behandeln und in die Zukunft einsetzen. Den Gipfelsieg des Lebens genießen, den Weitblick einfangen und das Panorama auskosten. Blick auf die Felder meiner Fruchtfolgen.*

Ich bin schon einige Male angesprochen worden, wie es mir denn in der Pension gehe. „Immer tut sich was, mir wird nicht fad", meine spontane Antwort. Aber vielleicht ist jemand neugierig geworden, wie so ein typischer Alois-Rogl-in-Pension-Tagesablauf ausschaut.

Zum Beispiel gestern: Die drei Kinder unseres Sohnes Thomas übernachteten bei uns, und ich durfte nach dem gemeinsamen Frühstück mit ihnen spielen. Eigentlich hatte ich sonst nicht viel vor, weil mich der trübe Tagesanfang nicht sonderlich ins Freie zog, und so machte mir die Kinderfürsorge nichts aus. Nachdem die Kinder zu ihrer Pflicht nach Hause gehen mussten, fiel meiner Greti nichts Besseres ein, als mich zu beauftragen, die Wohnzimmerteppiche einer gründlichen Dampfreinigung zu unterziehen. Ich holte den Dampfsauger aus dem Keller und startete los. Bis zum Mittagessen war ich fertig. Nach dem Mittagstisch verzogen sich die Wolken, und es stellte sich ein sonniger Nachmittag ein. Die Natur im Garten trocknete rasch ab, und ich beschloss (entgegen meinen ursprünglichen Plänen), einen zu üppig gewachsenen Kirschlorbeerbusch vor dem

Wohnzimmerfenster auf ein verträgliches Maß zu reduzieren und im Anschluss daran das Strauchmaterial gleich auf den Grünschnittplatz abzutransportieren.

Der Traktor musste aufgetankt werden, die Anzeige stand schon auf Reserve. Ich füllte den Kanister mehrmals und tankte den Lindner Geotrack Alpin voll. Irgendwie nervte mich, dass ich immer noch mit der Handpumpe Diesel aus dem Tank zog, obwohl ich die neue Treibstoffpumpe bereits im Tankraum liegen hatte. Eigentlich wäre jetzt, dachte ich mir, eine günstige Gelegenheit, die Pumpe zu wechseln. Ich müsste mir nur ein einzölliges Innen-Außen-Knie, einen Schlauchanschluss und einen Übergang zum Holländer besorgen, dann könnte ich die neue Pumpe gleich andübeln und an den Tankauslass anschließen. Also: Auf zum Hornbach zum täglichen Einkauf und dann alles zusammenschrauben. Dann noch die Elektrik anklemmen und fertig war die Sache. Wie schnell der Nachmittag vergangen war. Die Uhr zeigte sechs, ich verschob den Abtransport des Grünschnittes auf den nächsten Tag. Kein Wunder, dass der Pensionisten-Sager „Keine Zeit, keine Zeit" auch bei mir schön langsam zur täglichen Wahrheit wird. Es gibt so vieles zu tun in Haus und Hof, Wald und Flur!

Erfolgsprinzip Gesunder Realismus.
„Gesunder Realismus" war und ist für mich eine sehr gute und tragfähige Basis meiner Lebensgestaltung. Das hat sich bei der Beratung im Verkauf ebenso erwiesen wie beim Einschätzen, Anpeilen und Erreichen persönlicher Ziele: eine wichtige Fruchtfolge der Sicherheit. Denn wer für Seriosität und Sicherheit stehen will, darf sich weder als unbedarfter Sonnyboy noch als notorischer Schwarzmaler gebärden, sondern muss sich stets von der lebensnahen und realistischen Seite zeigen. Und diese Erkenntnis ist mir wirklich leichtgefallen: Ich habe nämlich mehr als einmal erlebt, wie „grenzenlose Optimisten" in ihr Unglück gestürzt sind, und wie „chronische Negaholiker" plötzlich von den positivsten Entwicklungen überrascht wurden. Also, was soll's?

In vielen Besprechungen, Workshops und Seminaren der Oberösterreichischen wurde die Forderung nach einem positiven Denken gebetsmühlenartig wiederholt.

Wortmeldungen sollten in diese kuschelige Wohlfühldenke tunlichst eingepasst werden, kritische Wortmeldungen waren hingegen nicht so gefragt. Wer allerdings so vermessen war (wie ich), zum Beispiel nach realistischen (Erfolgs-)Aussichten zu fragen, wurde schnell als Nicht-Visionär oder Beharrungsfanatiker „demaskiert". Bei solchen Reaktionen hatte ich freilich eher den Eindruck, dass die Verantwortlichen keine Einwände hören wollten, sondern nur feurige Hurrarufe der unbedingten Gefolgschaft. Realismus war da einfach fehl am Platz und hat sie wohl dort und da in ihrer eigenen Unsicherheit bestärkt.

Im Verkauf treffen nun einmal täglich Erwartungen auf die Realität, Möglichkeiten auf Hindernisse und hochfliegende Absichten auf die Empirie der Erfahrung.

Das kann ganz schön hart und ernüchternd sein. Vertrieb ist außerdem ein recht einsames Geschäft, in dem der Verkäufer am „Touchpoint mit dem Kunden" weitestgehend auf sich alleingestellt ist. Aus diesem Erlebnishintergrund heraus mag der Wunsch des Verkäufers nach allgegenwärtiger Assistenz und Stärkung ja verständlich sein. Es ist aber niemandem damit gedient (dem Mantra selbsternannter Erfolgstrainer folgend) ganz und gar auf die Kraft der Autosuggestion zu setzen und dabei sich selbst und seine Kunden permanent zu überfordern. Das kostet Kraft und wird frustrierend. Natürlich ist es hilfreich, seinem Leben eine positive Grundnote zu geben und seiner Einstellung die richtige Dosis Optimismus beizumischen.

An Jürgen Höllers Motivations-Schwachsinn mit seinem peitschenden „Du schaffst es – Tschaka!" habe ich nie geglaubt. Barbara Ehrenreich, Autorin des US-Bestsellers „Smile or Die", hat die Welt der Superoptimisten gründlich durchleuchtet und auch ihre „mentalen Erfolgsideologien" überprüft. Für sie ist das positive Denken in der propagierten Form zu einer „kulturellen Glaubenswahrheit" geworden. Mit zunehmend zwanghaften Zügen und Mitauslöser der schweren Finanzkrise im September 2008. Umso schöner und bestätigender ist es für mich, dass auch die aktuelle Wissenschaft den „gesunden Realismus" als Königsweg zum Glücklichsein erkennt: Glücklich ist, wer realistisch ist. Im folgenden Beitrag, der am 20. August 2020 in den Oberösterreichischen Nachrichten erschienen ist, werden die Studienergebnisse näher interpretiert:

Langzeitstudie zeigt: Realismus macht glücklich
Falsche Erwartungen trüben das Wohlbefinden
Weder Optimisten noch Pessimisten sind die glücklichsten Menschen. Laut einer neuen Studie sollte man vielmehr auf Realismus setzen. Falsche Erwartungen – ganz gleich in welche Richtung – erhöhen demnach selten das Wohlbefinden. Auch wenn es wahrscheinlich Hunderte Bücher über „mehr Optimismus im Leben" gibt, soll die rosarote Brille auch ihre Schattenseiten haben. Sie mache mitunter leichtsinnig und führe so zu riskantem Verhalten, wie etwa bei Rauchern, die das Krebsrisiko einfach negieren. Der übertriebene Optimismus habe aber noch andere psychologische Nachteile, wie die britischen Wissenschaftler in ihrer kürzlich erschienen Studie schreiben: Unter anderem könne man leichter enttäuscht werden. Und die Freude über positive Ergebnisse falle bei einer optimistischen Weltsicht schwächer aus. Denn Glücksgefühle seien genau dann besonders groß, wenn alle Erwartungen übertroffen werden. Überprüft haben sie diese Annahme mit Daten von 1600 Personen aus Großbritannien im Zeitraum von 1991 bis 2009.
Quelle: Oberösterreichische Nachrichten, 12. August 2020

Es muss sich für Generationen lohnen:
Nirgends ist die Bedeutung von Nachhaltigkeit größer als in der eigenen Familie
Ich will einfach wissen, warum und wofür ich alle Anstrengungen, Strapazen und auch so manchen Verzicht auf mich nehme. Wenn ich das weiß, bin ich dazu auch motiviert. Den wichtigsten Zweck meines Tuns habe ich immer im nachhaltigen Aufbau, in der Pflege und in der Absi-

cherung meiner Familie gesehen: Dass man eine Partnerschaft eingeht und Kinder in die Welt setzt, in denen man weiterlebt und die die begonnen Projekte fortsetzen und weiterbetreiben. Um dieses anspruchsvolle Ziel zu erreichen, braucht man eine gehörige Portion Glück. Es ist nämlich keineswegs selbstverständlich, dass Liebe gelingt ...

So kann ich mich über alle Maßen glücklich schätzen, dass mein Nachhaltigkeitsprojekt Familie so gut gelungen ist: Eine Tochter, einen Sohn und beide gut unterwegs. Fünf gesunde Enkelkinder. Was will ich mehr? Martina, die Ältere, hat zwei tolle Töchter und gemeinsam mit ihrem Mann Dietmar eine wunderbare Familie aufgebaut. Sie ist nach wie vor der kommunikative Typ, der sie schon immer war. Schon während ihrer Schulzeit hat sie nach dem Unterricht all ihre Freundinnen und Freunde für ein Nachmittagstreffen zusammengetrommelt. Ihr Spielplatz war unser Bauernhof und seine Umgebung. Sie liebt Katzen (wie das jetzt auch ihre Töchter tun) und will immer Menschen um sich herum haben. Im Zuge ihrer Ausbildung in der HBLA mit eingeschlossener Großer Praxis arbeitete sie in einem Hotel im Tiroler Stubaital. Als prägende Erfahrung nahm sie mit nach Hause, dass die Ehe mit einem Hotelerben aufgrund der Familienfeindlichkeit dieses Geschäftes für sie niemals in Frage käme, obwohl sich im Ort die Interessenten bei ihr geradezu angestellt haben. Ein einschneidendes Erlebnis für sie war wohl, dass ihre Chefin die Kinder alleine in der Badewanne plantschen ließ, während sie im Hotel ihren Arbeiten nachging ... und sie dabei glatt auf die Kinder vergessen hat. Häufig sprang Martina als Kindermädchen für die vielbeschäftigte Mama ein. So konnte sie ihre Qualitäten als künftige Ehefrau und Mutter bestens entwickeln.

Auch Thomas war schon als Bub ein großer Kontakter und Verbindungsmann. Er versammelte binnen kürzester Zeit mehr als 100 Mitglieder für die Junge ÖVP um sich herum und stellte eine aktive Gruppe zusammen. Unser Keller war regelmäßig Treffpunkt für eine große Schar seiner Freunde. Überhaupt setzen unsere Kinder die von uns gelebte Gastfreundschaft unvermindert fort: Ständig gab es

Besuche von Freunden und Verwandten mit viel Geselligkeit. Beruflich geht mit ihm – zu meiner Freude – die Aufbauarbeit bei der Versicherung unvermindert weiter. Gemeinsam mit seiner Frau Ursula hat er zwei Buben und ein Mädchen geschenkt bekommen.

Kann man Kinder gleich behandeln?
Viele Eltern behaupten ja von sich, dass sie das unbedingt so halten wollen. Ich denke da anders: Denn erstens ist es unmöglich, unterschiedliche Menschen „gleich" zu behandeln, und zweitens halte ich es für notwendig, den Kindern ihren individuellen Platz in der Familie, nach vorheriger Eignungseinschätzung, rechtzeitig klarzumachen und diesen Platz (für alle) aufzuwerten. Jeder Mensch (und mithin jedes Kind) ist nun einmal einzigartig und damit grundverschieden von anderen. In unserem Fall konnte nur eines der beiden Kinder den Betrieb übernehmen. Alles einfach auf zwei Hälften aufzuteilen, hätte die Gefahr einer Spaltung in sich getragen.

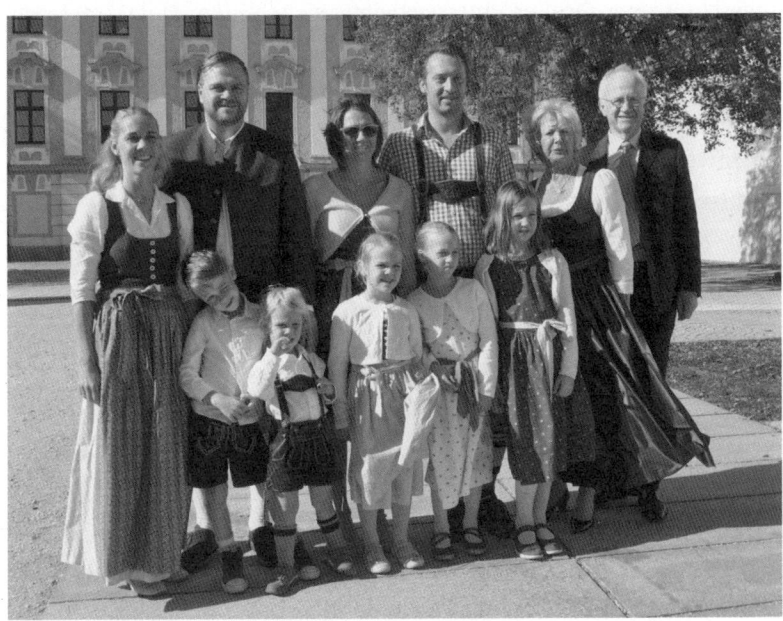

Die Unterschiede von Geschwistern und ihrer Fähigkeiten und Absichten sind einfach zu groß und differenzieren sich mit zunehmendem Alter noch weiter aus. Auch treten „fremde" Partner mit unterschiedlichen Interessen in ihr Leben ein. Es ist für die Eltern (und für das Lebensglück der Kinder) notwendig, darauf frühzeitig Rücksicht zu nehmen. Denn es entstehen zwangsläufig zwei neue und grundverschiede Zellen, die man nicht gewaltsam zusammenhalten soll. Ich behaupte, dass eine aufgezwungene Gleichmacherei kontraproduktiv und gefährlich ist.

Keine Entscheidungen zu treffen und die Nachfolge bis zum Sankt-Nimmerleins-Tag aufzuschieben, stellt ebenfalls eine Gefahr für die Beziehung zwischen Eltern und Kindern dar. Wenn die Vorstellungen der Eltern und die Absichten der Kinder unausgesprochen bleiben, driftet das Leben in Richtungen ab, die das gemeinsame Ziel verfehlen. Alle streben irgendwie in einem Nebel von unbekannten Vorstellungen dahin. Ich wollte das immer vermeiden und machte so gut wie möglich deutlich, wohin die Reise gehen sollte. Ganz ohne Druck, aber mit gebotener Klarheit. Auch war mir wichtig, rechtzeitig – wenn wir von der älteren Generation noch bei klaren Gedanken sind und die Kinder ihren Lebensweg noch nicht „einzementiert" haben – die Weichen für die Zukunft zu stellen, den Betrieb zu übergeben und die „weichende" Tochter entsprechend auszustatten.

Das eigene Tun nicht schlechtmachen:
Nachfolger(in) zu werden, muss man mögen.
Es ist mir über all die Jahre gelungen, berufliche Schwierigkeiten aus dem Familienleben herauszuhalten und unter keinen Umständen den eigenen Job schlechtzumachen und vor den Kindern darüber zu schimpfen. Viele Väter wundern sich, dass keines ihrer Kinder den „Betrieb" weiterführen will, und fühlen sich vor den Kopf gestoßen. Dabei haben sie bei jeder Gelegenheit mitgeholfen, das eigene Tun abzuwerten, und damit ihren eigenen Erwerb schlechtzureden. Kein Wunder, dass die Erben nicht denselben Fehler bei der Berufswahl wie die Eltern machen wollen und einen branchenfremden Job anstreben.

Mein persönlicher Gipfelsieg.
Ich habe jetzt das Gefühl, auf einem hohen Felsen zu stehen, den Gipfel erreicht zu haben, und fange an, den Gipfelsieg zu genießen. Oben angekommen zu sein, ist immer ein herrliches Gefühl. Man weiß: die Strapazen haben sich gelohnt. Es ist gut, schwierige Wegstrecken bewältigt zu haben, und jetzt eine wunderbare Weite auskosten zu können. Ich bin im Leben vielen Gipfelerlebnissen begegnet, habe die Matura geschafft, eine liebe Frau gefunden, tolle Kinder, Schwieger- und Enkelkinder geschenkt bekommen, beruflich große Erfolge gefeiert, viel gebaut und meinen Traum von Immobilienbesitz verwirklicht, meine Nachfolge in der Landwirtschaft und im Versicherungsgeschäft geregelt und bin jetzt dazu bereit und in der Lage, meine Hobbys auszuüben, wann und wo ich will. Immer wieder bin ich nach diesen Zwischenzielen neuen höheren Gipfeln begegnet, und wenn ich manchmal umkehren musste, so war es immer nur ein kurzes Stück. Auf Umwegen habe ich neue Erfahrungen kennen gelernt. Ich hatte das Glück, in die richtigen (Kletter-)Routen eingestiegen zu sein. Ich bin dafür dankbar, die eigenen Grenzen rechtzeitig erkannt und mich auch in der Jugend nicht überfordert zu haben, als die Kraft noch „unendlich" groß war. Mit zunehmendem Alter habe ich gelernt, mir meine Vorhaben besser einzuteilen.

Im Augenblick sehe ich keinen weiteren Gipfel vor mir, den ich noch erklimmen möchte, ich will aber noch möglichst lange auf diesem „steinernen Zeugen" verweilen, den Weitblick einfangen und das Panorama voll auskosten.

Ich schaue gerne zurück auf die Strapazen des Aufstieges und freue mich darüber, alles geschafft zu haben. In dieser Phase halte ich inne und genieße die Zeit der Entspannung. Ich weiß, dass ich dieses Gipfelsieg-Gefühl nicht auf Dauer festhalten kann und ich irgendwann den Weg ins Tal antreten muss. Wenn die Zeit dafür gekommen ist, werde ich auch diesen Steig gelassen in Angriff nehmen.

Der Blick auf die Felder.
Von meinem Aussichtspunkt auf dem Hochplateau blicke ich hinunter auf die Felder meiner Fruchtfolge. Ich stelle mir die Frage, ob die angepflanzten Früchte auf meinen Äckern gut gediehen sind und wie reich die Ernte ist? Sind die Pflanzen immer gut gewachsen? Sind alle abgeernteten Felder neu bestellt? Konnte ich von einem Feld zwar eine Spitzenernte einfahren, habe dafür aber leider ein anderes vernachlässigen müssen?

Hintnach is ma owei gscheida, sagen die Bauern. Mehr wäre immer gegangen, das weiß ich, aber man muss immer auf dem Boden der Realität bleiben. Unter den gegebenen Umständen bin ich mit der Ernte aus meiner Fruchtfolge sehr zufrieden, eigentlich ist sie größer geworden, als ich mir nach der Schule vorgenommen hatte. Auf allen Feldern wuchs und reifte gute Frucht heran. Ich pflegte an Tagen des Sonnenscheins meine Felder und hielt Pausen an Regentagen ein, um den Feldern den Nachschub an Wasser zu gönnen. Keine Bäume sind zu hoch in den Himmel gewachsen und haben dabei den nachfolgenden Licht und Nährstoffe entzogen.
Es ist mir gut gelungen, die Balance auf hohem Niveau zu halten:
- Ein Zuviel im Beruf hätte die Felder meines Bodens, die Beziehung zu meiner Familie, möglicherweise zerstört.
- Das Missachten vorgegebener Unternehmensziele seitens der Versicherung und das übermäßige Kümmern um eigene neu bestellte Felder hätten die Kündigung bedeuten können.
- So war es gut, dass ich nach einer Wachstumsphase den Ist-Zustand immer wieder konsolidiert, beurteilt, gefestigt und abgesichert habe. Auch sind die Felder wieder gut bestellt. Es ist gut gelungen, den Kindern ihre Position zu zeigen, damit sie wissen, wo sie in meiner Fruchtfolge stehen und ihren Weg sicher gehen können. Beruhigt kann ich mich an diesem Bestand erfreuen und hin und wieder etwas „Dünger" auf ihre „Felder" streuen.

DANKSAGUNG

Bei der Arbeit an diesem Buch konnte ich auf die Unterstützung und Hilfe von vielen Menschen zählen, die mich im privaten wie im beruflichen Leben all die Jahre begleitet und unterstützt haben. Einmal mehr hat sich gezeigt, dass ein Mensch nie ganz allein tätig werden kann.

Zuallererst möchte ich meiner Frau Greti danken, die auf wunderbare Weise mein Leben bereichert und mein Herz und meine Seele für die schönen Dinge des Lebens und für die Kunst geöffnet hat. Sie war auch die wichtigste und Lektorin meiner Texte.

Unseren Kindern danke ich für die Zeit, die sie meinen Erinnerungen gegeben haben.

Danken möchte ich aber auch allen Personen, die durch Erinnerungen, Bilder und Gespräche mitgeholfen haben, die Geschichte in diesem Buch authentisch und lebendig werden zu lassen. Mein besonderer Dank geht dabei an die Erstleserinnen und Erstleser dieses Buches, die mir ihren Anmerkungen viel dazu beigetragen haben, die Struktur zu verbessern und die Aussagen verständlicher zu machen.

An der Entstehung dieses Buches waren aber auch meine Freunde Ingrid und Harry Jeschke beteiligt, indem sie mir den Impuls zu diesem Buch geschenkt haben. Mit ihren Fragen und Formulierungen ist mir vieles wieder ins Gedächtnis gekommen, was schon vergessen schien; und so mancher bislang lose Gedanke steht jetzt in einem stabilen und reflektierten Zusammenhang: eine wichtige Fruchtfolge meiner autobiografischen Arbeit.

Ansfelden, im Juni 2021

QUELLEN- UND LITERATURNACHWEIS

Bandler Richard, Donner Paul: Die Schatzkiste, Paderborn 1995
Berndt Jon Christoph: Aufmerksamkeit, Berlin 2017
Birkmayer Walther: Der Mensch zwischen Harmonie und Chaos, Köln 1979
Carnegie Dale: Rede, Berlin-Augsburg 1970
Carnegie Dale: Wie man Freunde gewinnt, Frankfurt am Main 2005
Ekman Paul: Gefühle lesen, Heidelberg 2007
Gigerenzer Gerd: Bauchentscheidungen, München 2008
Goleman Daniel: Emotionale Intelligenz, München 2005
Hengstschläger Markus: Die Durchschnittsfalle, Salzburg 2012
Hill Napoleon: Denke nach und werde reich, New York 1966
Hüther Gerald: Die Macht der inneren Bilder, Göttingen 2015
Kahnemann Daniel: Schnelles Denken, langsames Denken, München 2011
Koller Christian: Stein: Pilgerwege der Hände, Eigenverlag
Molcho Sami: Körpersprache als Dialog, München 1988
Precht Richard David: Sei Du selbst, München 2019
Rolf Dobelli: Die Kunst des guten Lebens, München 2017
Salcher Andreas: Erkenne dich selbst und erschrick nicht, Salzburg 2013
Schwarz Alexander: Steinbildhauerei, Haupt Bern 2014
Schwarz Andrea: Ich bin die Lust am Leben, Freiburg im Breisgau 1992
Sennett Richard: Handwerk, Berlin 2008
Storch Maja: Das Geheimnis kluger Entscheidungen, München 2011
Wachtel Stefan: Die Kunst des Authentischen, Frankfurt am Main 2018